Bierach Krebs ist heilbar

Alfred Bierach

Krebs ist heilbar

Econ Verlag · Düsseldorf · Wien

1. Auflage 1977

Gesetzt aus der 10 Punkt Helvetica der Linotype GmbH
Satz: Industriedruck AG, Ruhrtalstr. 52–60, 4300 Essen-Werden
Herstellung: Mohndruck Reinhard Mohn OHG, Gütersloh
Printed in Germany
ISBN 3 430 11343 1

Inhaltsangabe

Je mehr jeder von uns über Krebserkrankungen weiß, um so kritischer wird er sich damit auseinandersetzen.

Das vorliegende Buch will aufklären und will informieren. Es ist damit ein wichtiges Instrument im Kampf gegen diese Erkrankung. Krebs ist heilbar. Die Medizin hat heute viele Möglichkeiten, bei frühzeitiger Erkennung und rechtzeitiger Behandlung die Heilungschancen ständig zu vergrößern.

Allen Lesern möge dieses Buch eine Hilfe sein.

Mildred Scheel

Keine Vogel-Strauß-Politik

Wenn Sie von einer schweren Krankheit befallen werden, sagen wir, an einem durchbrochenen Blinddarm oder einer Gehirnhautentzündung leiden, wird es nicht lange dauern, bis ärztliche Hilfe eintrifft – meist ohne Ihr Hinzutun.

Krebs aber ist jenes Leiden, das von uns höchstpersönliche Aufmerksamkeit verlangt. Ich bin es, der als erster eine schlecht abheilende Wunde in meiner Kniekehle entdeckt. Ich bin es, dem Blutspuren in meinem Stuhl auffallen. Ich bin es, den es wundert, warum mein Reizhusten trotz aller Medikamente nicht aufhört.

Ich bin es auch, der zur Krebsvorsorgeuntersuchung geht oder nicht. Ich bin es, der sich bei Krebsverdacht vor der Wahrheit drücken will und dann doppelt teuer dafür bezahlt.

Niemand kann mir diese Verantwortung abnehmen. Je mehr ich über Krebs weiß, um so mehr kann ich mich vor dem Krebstod schützen. Nach Meinung der Weltgesundheitsorganisation könnten rund 70% aller Krebserkrankungen durch entsprechende Vorbeugung vermieden werden.

I. Die Landkarte des Krebses

Wir werden noch genug an den gesundheitspolitischen Zuständen unserer Zeit zu verteufeln haben. Einen Vorwurf können wir ihr aber ganz bestimmt nicht machen, den nämlich, daß der Krebs eine besondere Erscheinung unserer Zeit sei.

Tumoren, gut- wie bösartige, gibt es, seit Menschen existieren. An vielen der Knochenfunde aus früheren Epochen entdeckten Fachleute Anzeichen für Krebs. Im übrigen nicht nur bei Menschen. Tiere, die schon Hunderttausende von Jahren vor dem Menschen lebten, hinterließen uns Skelette mit Hinweisen auf Krebs.

Von Zeit zu Zeit bringt ein Weltreisender die Nachricht mit nach Hause, er habe in irgendeiner abgelegenen Ecke unserer Erdkugel Menschen angetroffen, die keinen Krebs kennen. Genauere Nachforschungen ergeben dann: entweder verstehen diese Reisenden nicht viel von Medizin oder sie beobachten nicht gründlich genug.

Wir dürfen also davon ausgehen, daß auf dieser Erde ein krebsfreies Paradies weder existierte noch existiert.

Was es dagegen gibt: eine unterschiedliche Verteilung der Krebshäufigkeit. Einige Gründe hierfür sind wissenschaftlich untermauert, andere glauben wir erraten zu können, und viele bedeuten für uns nichts als ein großes Fragezeichen.

Fangen wir mit einem einfachen Beispiel an: Gebärmutterkrebs ist bei katholischen Nonnen fast unbekannt. Da liegt der Gedanke nahe, daß Geschlechtsverkehr einen Einfluß auf die Entstehung von Gebärmutterkrebs haben könnte. Diese Vermutung verstärkt sich, wenn man hört, daß Gebärmutterkrebs bei solchen Frauen häufiger auftritt, die früh und eifrig geschlechtlich aktiv wurden und es geblieben sind.

Jüdinnen, deren Männer beschnitten sind, erkranken weniger häufig am Krebs des Gebärmutterhalses. Die größere Hygiene in diesem Bereich wird dafür als Grund angegeben. Bei Inderinnen und Chinesinnen ist der Krebs des Gebärmutterhalses dagegen besonders häufig. In China auch der Peniskrebs, der bei der weißen Rasse eine Seltenheit ist.

Magenkrebs ist bei Orientalen, die meist sehr heiß und sehr würzig essen, überdurchschnittlich oft anzutreffen. Vielleicht erkranken deswegen dort ungewöhnlich viele Menschen auch an bösartigen Tumoren der inneren Wangen, eine bei uns seltene Erscheinung.

Japaner neigen besonders häufig zu Magenkrebs. Wandern sie nach Hawaii aus, sinkt in der nächsten Generation die Zahl der Magenkrebsfälle . . . Lassen sich die Japaner aber auf dem nordamerikanischen Festland nieder, so geht die Sterblichkeit an Magenkrebs noch mehr zurück. Daraus schließen Krebsforscher, daß beim Magenkrebs die Umwelt eine Rolle spielen muß.

Dr. Grant Stemmerman aus Honululu ging der Sache mit besonderem Eifer nach. Er glaubt, daß es zwei Arten von Magenkrebs gibt: mit und ohne Intestinalisation. Bei der Intestinalisation verändert sich die Magenschleimhaut (Mutation). Sie gleicht dann der Schleimhaut des Dünndarms.

Welche Faktoren lösen nun die Intestinalisation aus? Wahrscheinlich die Ernährung. Japaner, vor allem die japanischen Bauern, essen viel stark gepökelten Fisch. Und zu seiner Herstellung verwenden sie reichlich Nitrate.

Nach 20 bis 30 Jahren verwandelt sich dann die Magenschleimhaut und liefert eine Voraussetzung für die Entstehung von Magenkrebs.
Wandert ein Japaner von 30 Jahren, der sich also 25 Jahre lang an stark gesalzenem und gepökeltem Fisch erfreut hat, nach Hawaii aus, trifft er dort viele Landsleute an, die an ihrer Eßtradition festhalten, andererseits aber auch amerikanische Sitten angenommen haben: Hawaii ist ja inzwischen ein Bundesstaat der USA geworden. In Hawaii wird unser japanischer Einwanderer mehr Frischkost und weniger Gepökeltes als in seinem Ursprungsland zu sich nehmen. Seine Chancen, keinen Magenkrebs zu bekommen, steigen also.
Läßt er sich dagegen auf dem US-Kontinent nieder, wird er kaum noch mit Gepökeltem in Berührung kommen. Vor allem seine Kinder werden typische US-Konsumenten werden. Unter ihnen finden sich dann noch weniger Fälle mit Magenkrebs. In den USA geht der Magenkrebs zurück. Eine Vermutung von Dr. Grant Stemmerman: Vitamin C von frischem Obst und Gemüse schützt die Magenschleimhaut gegen Intestinalisation. Günstig kann sich auch der Genuß von Milch auswirken, und die US-Amerikaner sind leidenschaftliche Milchtrinker.
Auf einem Ärztekongreß in Florenz nahm man mit großer Freude den Rückzug des Magenkrebses zur Kenntnis, beklagte aber den Vormarsch des Dickdarmkrebses. Erschreckende Zahlen wurden präsentiert: 20 000 Todesfälle an Dickdarmkrebs jährlich in der BRD. In den ersten drei Vierteln unseres Jahrhunderts hat sich die Sterblichkeit an Dickdarmkrebs versechsfacht. Daß diese hohe Sterblichkeit nicht notwendig ist, darüber mehr an anderer Stelle. Hier geht es uns zunächst darum zu ergründen, warum der Dickdarmkrebs in den letzten 60 bis 70 Jahren zu einer so häufigen Geißel in den sogenannten zivilisierten Ländern

geworden ist, nicht dagegen in den Entwicklungsländern. Umwelteinflüsse? Höchstwahrscheinlich. Wir essen wesentlich mehr Fett und verarbeitetes Fleisch (Wurst) als unsere Groß- und Urgroßväter, und wir trinken mehr Alkohol. Alkohol aber steht dringend im Verdacht, die Bildung von Dickdarmkrebs zu fördern. Einige unserer Darmbakterien bauen Gallensäuren ab und in krebserregende Substanzen um. Unsere moderne Fettkost liefert das Baumaterial. Wir essen neuerdings fettreich und schlackenarm, und die Hälfte aller »Zivilisierten« leidet an Verstopfung. Die weniger Zivilisierten essen noch fettarm und schlakkenreich. Ihr Stuhlgang ist in Ordnung.
Dr. Erdmuthe Idris hat diese Erkenntnisse im »Praxis Kurier«, einer angesehenen Zeitschrift für Ärzte, grafisch dargestellt:
Japaner werden weitgehend vom Prostatakrebs verschont. Warum? Niemand weiß es. Daß der Brustkrebs in Japan so selten auftritt, das dagegen glauben die Wissenschaftler begründet zu haben: Japanerinnen stillen im allgemeinen ihre Kinder noch. Und dort, wo man dies kaum mehr tut, in den USA zum Beispiel, ist der Brustkrebs zu einer besonders häufigen Krankheit geworden.
Männer in Dänemark müssen mit Magenkrebs doppelt so häufig rechnen wie etwa New Yorker. Ein noch nicht erkannter Umweltfaktor? Und warum gibt es Kehlkopfkrebs und Speiseröhrenkrebs in Nordschweden auffällig häufiger als in Südschweden? Eine Vermutung: in Nordschweden ernähren sich die Menschen einseitiger, vor allem vitaminärmer und trinken in ihren traurigen Polarnächten schärfere »Sachen«.
Hautkrebs kommt in den sonnigen Staaten der USA, zum Beispiel in Texas, Arizona, New Mexico, häufiger vor als in den nebligeren Gegenden des Ostens und Nordens. Offenbar hat Sonnenstrahlung einen Einfluß auf die Entstehung

Ernährung in zivilisierten Ländern

▽ fettreich
▽ große Anzahl von Bakterien, die Gallensäuren in krebserregende Stoffe umbauen können
▽ viele Krebserreger im Darm
▽

▽ schlackenarm
▽ kleine Stuhlmenge, oft Verstopfung
▽ lange Verweildauer des Kotes im Darm
▽

▷ **Dickdarmkrebs häufig** ◁

Ernährung in Entwicklungsländern

▽ fettarm
▽ kleine Anzahl von Bakterien, die Gallensäure in krebserregende Stoffe umbauen können
▽ wenig Krebserreger im Darm
▽

▽ schlackenreich
▽ große Stuhlmenge, keine Verstopfung
▽ kurze Verweildauer des Kotes im Darm
▽

▷ **Dickdarmkrebs selten** ◁

des Hautkrebses bei hellhäutigen Menschen. Bekannt ist ja auch das Phänomen des Nackenkrebses bei Seeleuten und Bauern, die sich viel der Sonne aussetzen.
Blasenkrebs ist eine häufige Erscheinung vor allem in Ägypten. Dort gibt es unter der ärmeren Landbevölkerung die Schistosomiasis, eine Wurmerkrankung, die unter anderem auch die Blase befällt und zu chronischen Entzündungen führt. Chronische Entzündungen wiederum können leicht zu Krebs entarten . . .
Klare Zusammenhänge, werden Sie sagen. Warum erkranken aber etwa zweimal so viele nichtrauchende Japanerinnen an Lungenkrebs wie ihre weißen Kolleginnen? Ein großes Fragezeichen. Ein weiteres Fragezeichen: Die Neger der USA schneiden insgesamt besser in der Krebsstatistik ab als ihre weißen Landsleute, haben aber dafür mehr Fälle von Gebärmutter-, Prostata- und Magenkrebs zu beklagen.

Diese wenigen Beispiele mögen genügen:
Die Landkarte des Krebses ist buntscheckig und manchmal unverständlich. Sie gibt aber auch die ersten Hinweise dafür, welche Faktoren Krebs auslösen können und wie man sich in bestimmten Fällen dagegen schützt.

Männer öfter, Frauen früher

Krebsarten, die beide Geschlechter befallen können, sagen wir Krebs der Haut, der Harnwege oder des Blutsystems kommen bei Männern öfter vor als bei Frauen. Bei Frauen treten solche Krebsarten dafür früher auf. Nur bei Tumoren der Brust und der Genitalien schneiden die Frauen prozentual schlechter ab. Im einzelnen verteilen sich die Krebserkrankungen bei Männern und Frauen folgendermaßen:

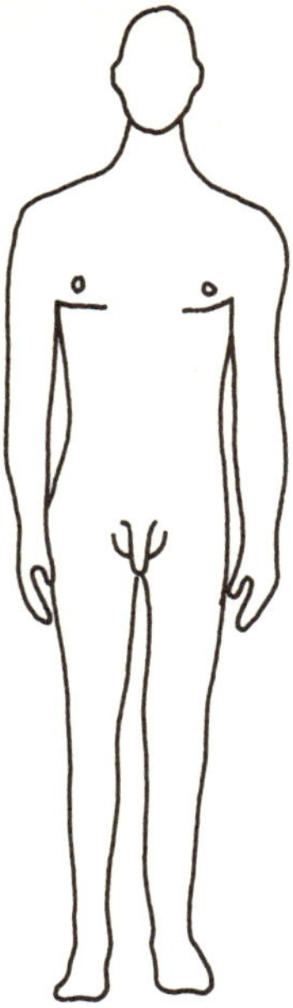

3%	Mund	2%
19%	Atmungsorgane	4%
1%	Brust	23%
7%	Blutsystem	6%
7%	Harnwege	3%
22%	Verdauungsorgane	22%
12%	Geschlechtsorgane	21%
20%	Hautkrebs	11%
9%	andere Arten	8%

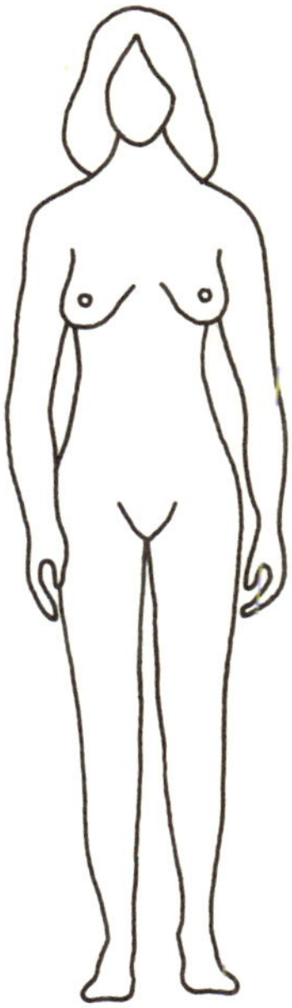

Krebs – eine Zivilisationskrankheit?

Einige Faktoren der Umweltverschmutzung, so die »Chemisierung« unserer Welt und andere Modernismen, spielen eine bestimmte Rolle bei der Entstehung von Krebs. Und die häufigsten Todesursachen in Industrienationen gehen neben Herz- und Kreislauf auf Krebserkrankungen zurück. Bedenken Sie aber bitte: all die Millionen Menschen, die aufgrund der Fortschritte von Lebensstandard, Ernährung und Medizin, also den Errungenschaften des 20. Jahrhunderts, mit 2, 5, 10, 20 oder 30 Jahren an Tuberkulose, Zuckerkrankheit, Lungenentzündung oder irgendeiner der vielen oft tödlichen Krankheiten nicht gestorben sind, bleiben heute übrig, um vorwiegend an

Herz- und Kreislauf-Erkrankungen oder an Krebs zu sterben.
Die Wahrscheinlichkeit, mit 20 Jahren an Tbc oder mit 12 Jahren an Typhus zu sterben, ist heute gering, dafür ist die Chance größer, mit 72 Jahren an einem Bronchialkrebs oder mit 62 an einem Mastdarmkrebs zu erkranken.
Krebs ist eine Krankheit, die sich meist erst ab dem 45. Lebensjahr meldet. Je mehr ältere Menschen es also gibt, um so häufiger müssen Krebsfälle auftreten. Wenn im Jahr 1900 zwei Menschen über 65 Jahre, sagen wir Großmutter und Großvater, beisammen saßen, dann waren sie von 15 Jugendlichen umgeben, die noch alle im Volksschulalter waren. Im Lauf der Jahrzehnte wurden die Alten immer mehr und die Jugendlichen immer weniger. Grafisch sieht dies so aus:

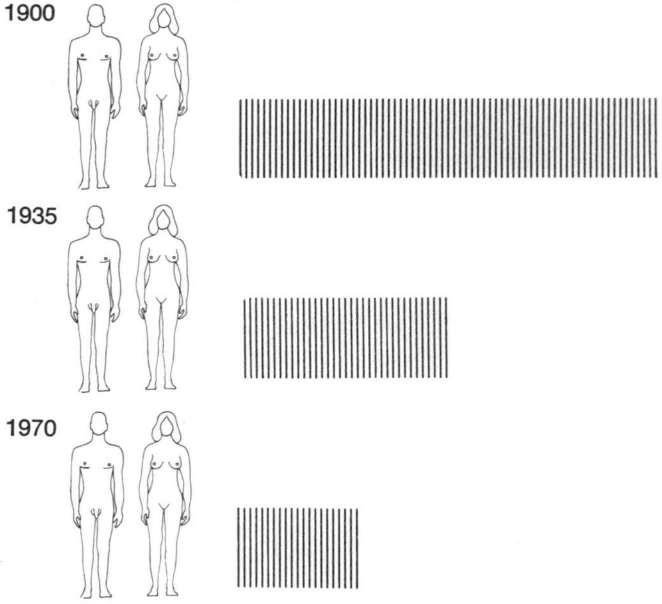

In Zahlen ausgedrückt:
1900 waren 5% der Bevölkerung über 65 Jahre alt.
1965 waren 12% der Bevölkerung über 65 Jahre alt.
1980 werden 14,8% der Bevölkerung über 65 Jahre alt sein.
1980 werden 18,3% Frauen über 65 Jahre alt sein.

Wer heute die hohe Krebsquote unter den Todesursachen beklagt, sollte sich folgendes sagen:
Viele Menschen sterben heute an Krebs, weil sie alt genug geworden sind, um Krebs zu entwickeln.

II. Wo Unwissenheit und Nachlässigkeit tödlich werden

Haben Sie nicht auch schon gelesen, daß unsere Aussichten an Krebs zu sterben 1:4 sind und in den USA bereits 1:3? Solche Angaben nannte Professor H. Immich, Heidelberg, ganz schlicht »Mißbrauch der Krebsstatistiken«. Da heißt es dann, 23% aller Frauen sterben an Brustkrebs, 8% aller Frauen an Gebärmutterkrebs, 9% aller Männer an Prostatakrebs, 15% aller Deutschen an Darmkrebs usw. Fürwahr, erschreckende Zahlen, aber dieses Zahlenwerk ist wackelig.

Ganz anders sieht die Lage aus, wenn man die Krebserkrankungen zur Anzahl der Lebenden in Beziehung setzt.

Gehen zum Beispiel 100 000 Frauen zum Gynäkologen und lassen sich nach allen Regeln der Kunst (einschließlich Mammographie, also Durchleuchtung der Brust) untersuchen, dann wird bei etwa 120 Frauen Brustkrebs und bei etwa 60 Gebärmutterkrebs festgestellt.

Im Jahr 1972 verstarben 0,033% der Frauen an Brustkrebs und 0,0185 an Gebärmutterkrebs, das heißt von 100 000 Frauen 33 an Brustkrebs und 18 an Gebärmutterkrebs. Im gleichen Jahr starben von 100 000 Männern 22 an Prostatakrebs.

Diese Zahlen (Krebssterbefälle bezogen auf die Zahl der Lebenden desselben Alters und Geschlechts) sind also bei weitem nicht so erschreckend wie die sogenannte relative Krebssterblichkeit (Anzahl der Todesfälle durch Krebs bezogen auf Zahl der Verstorbenen).

Lungenkrebs bei Männern wird als eine der häufigsten Krebsursachen bezeichnet. Im Jahre 1972 starben 18 879 Männer in der Bundesrepublik an Lungenkrebs. Im selben Jahr kamen in der Bundesrepublik 18 740 Menschen durch Verkehrsunfälle ums Leben.
Gewiß, der Lungenkrebs nimmt zu, dafür aber nimmt der Magenkrebs ab. Zählen wir die Sterbeziffern an Lungen- und Magenkrebs bei Männern zusammen, dann kommen wir zu folgenden Zahlen:

1956	0,0958%
1967	0,1075%
1971	0,1058%
1972	0,1050%

Anders ausgedrückt, bei den zwei häufigsten Krebsarten der Männer hat sich die Situation seit 1956 kaum verschlechtert und verbessert sich seit 1967 wieder.
Zu ähnlich günstigen Ergebnissen kommen wir bei anderen Krebsarten, zum Beispiel bei den häufigsten Krebsarten der Frauen.
Professor Immich schließt seine Untersuchung mit den Worten: »So zeigen Krebsstatistiken, richtig gelesen: die Bevölkerung braucht sich nicht in übertriebene Angst hineinsteigern zu lassen . . .«

Dieses Buch wird Ihnen zeigen, wie Ihre Chancen, dem Krebstod zu entrinnen, noch um ein Vielfaches gesteigert werden können. Genauer gesagt, Fachleute sind der Überzeugung: nur noch etwa 20% derer, die von Krebs befallen werden, müssen beim gegenwärtigen Stand der Wissenschaft daran sterben, wenn sie ihre Krankheit rechtzeitig erkennen und behandeln lassen. Und da anzunehmen ist, daß unsere Waffen gegen Krebsbefall an Zahl und Stärke zunehmen werden, wird die Zeit kommen, daß eine Krebserkrankung ihren gegenwärtigen Schrecken verliert.

Warum dann diese Zurückhaltung von Millionen Menschen, wenn ihnen die Gelegenheit gegeben wird, von einer Krebsfrüherkennungsaktion zu profitieren? Dabei gibt es zwar nicht wie beim Lotto oder Toto einige Tausend Mark zu gewinnen. Dabei geht es aber um etwas, was einiges mehr wert ist: Gesundheit und Leben. Wie recht hat Schopenhauer mit seinem Wort:

»Gesundheit ist nicht alles,
aber ohne Gesundheit ist alles nichts.«

Nirgends hilft Vogel-Strauß-Politik weniger als bei der Krebsvorsorge. Die beiden häufigsten Ausreden sind: »Die anderen wird es erwischen. Mich bestimmt nicht.«
Auf ähnlich geistigem Niveau befindet sich die zweite Flucht in die Selbstbeschwindelung:
»Ich will nicht wissen, ob ich Krebs habe. Dann bleiben mir wenigstens noch einige unbelastete Jahre. Deswegen gehe ich nicht zum Arzt.«
Erstens bleiben häufig nicht mehr »einige unbelastete Jahre«, wenn man sich an der Wahrheit vorbeizudrücken versucht. Oft bleiben nämlich nur noch wenige Monate. Und zum zweiten können bei rechtzeitiger Diagnose und Therapie ein Dutzend Jahre und mehr lebenswerten Lebens hinzugewonnen werden.
An der Universitätsklinik Heidelberg ermittelte man, welcher Typ Frau die Krebsvorsorge eher in Anspruch nimmt. Und zwar testeten Psychologen drei Gruppen von Frauen:

1. Patientinnen, die an Genital- oder Brustkrebs erkrankt waren,
2. Frauen, die zur Krebsvorsorge kamen, und
3. Frauen, die aus anderen gynäkologischen Ursachen die Klinik aufsuchten.

Die Frauen der Krebsvorsorgegruppen waren intelligenter und gehörten den besser verdienenden Schichten an. Sie fanden sich in ihrer Rolle als Mutter gut zurecht und hatten auch als Berufstätige weniger Schwierigkeiten mit ihrer Umwelt. In sexuellen Belangen wie Empfängnisverhütung oder Beischlaftechniken waren diese Frauen aufgeschlossener und weniger gehemmt. Sie erwiesen sich auch als selbstbewußter.

Wissen Sie, in welchem Beruf es die wenigsten Krebstoten gibt? Nun raten Sie mal bitte! Bei den Landwirten mit ihrer Naturverbundenheit? Bei den Geistlichen, die meist ein frommes, maßvolles Leben führen? Bei den Beamten, die keine wirtschaftlichen Zukunftssorgen niederdrückt? Oder bei den Sportlern, die vorwiegend für ihren Körper leben? Weit daneben geraten! Die wenigsten Krebstoten gibt es unter den Chirurgen! Die meisten von ihnen sehen täglich, was Krebs ist, und lassen sich deshalb regelmäßig untersuchen.
Für wenige Krankheiten gilt es so sehr wie für Krebs, was schon die römischen Ärzte vor 2000 Jahren sagten:

> »Widerstehe den Anfängen.
> Zu spät kommt die ärztliche Hilfe, wenn durch langes, untätiges Zuwarten die Krankheit zu weit fortgeschritten ist.«

III. Aberglauben über Krebs

Wir wissen heute noch viel zu wenig über Krebs. Leider war Nichtwissen, besser gesagt Ignoranz, schon immer das Lieblingsfeld ehrlicher Fantasten und fantastischer Betrüger.

Kein Wunder also, daß über die Entstehung des Krebses so viele unhaltbare Ansichten umlaufen.

Aberglaube Nummer 1:

Jedes Kind weiß, daß man sich seinen Schnupfen, seine Windpocken oder seine Masern holt. Warum sollte dann auch nicht Krebs ansteckend sein?

Was man heute »Krebsforschung« nennt, ist etwa 100 Jahre alt. Und doch ist in diesen 100 Jahren kein einziger Fall bekannt geworden, daß Krebs durch Ansteckung erworben wurde. Eine Theorie der Krebsentstehung sagt: Viren könnten die Ursache dafür sein. Wenn diese Ansicht für einige Krebsarten zutreffen sollte, dann muß die Verursachung durch Viren ein sehr komplizierter Vorgang sein und nicht vergleichbar mit einer Virenübertragung wie zum Beispiel bei der Virusgrippe. Denn sonst müßten Ärzte und Krankenpfleger, die täglich mit Krebskranken in Berührung kommen, auch etwas von diesen teuflischen Viren abbekommen. Tatsache aber ist: Kein Arzt und keine Krankenschwester auf Krebsstationen erkrankt häufiger an Krebs als andere im Gesundheitsdienst tätige Personen.

Es gibt keinen einzigen, wissenschaftlich bewiesenen Fall einer Krebsübertragung von einem Krebskranken auf einen bis dahin Gesunden. Krebs ist also nicht ansteckend.

Aberglaube Nummer 2:
Jahr für Jahr verbrachte ich die großen Ferien bei Onkel und Tante auf einem Bauernhof in gesündester Luft. Mein erster Gang gleich nach der Ankunft führte mich zu den Nachbarn hinüber. Und jedes Jahr fehlte ein anderes Kind: entweder gestorben an Tbc oder zur Kur in einer Lungenheilanstalt.
»Das hat was mit dem Bach zu tun«, meinte mein Onkel. »Der läuft am Haus vorbei: Wahrscheinlich geht eine unterirdische Ader sogar durchs Haus.«
Auf alle Fälle, der »Hutzlerhof« galt als Lungenschwindsuchthaus, und die Hutzler schienen nach Meinung der Bauern die Tbc zu vererben.
Ähnlich führen viele Menschen die Entstehung des Krebses auf Moordünste, Wind, Erdstrahlen, unterirdische Wasseradern und ähnliche Einflüsse zurück.
Es gibt einige, sehr wenige Krebsarten, die in einer bestimmten Familie gehäuft auftreten. Aber diese Fälle sind, wie gesagt, äußerst selten und beschränken sich auf wenige Krebsarten, über die noch zu berichten sein wird.
Anders liegt die Sache im Tierversuch. Man kann künstlich Mäusestämme züchten, bei denen von zehn Tieren neun Brustkrebs entwickeln. Ähnliche Erscheinungen ließen sich aber zum Glück nicht bei Menschen beobachten. So hat der Erbforscher Professor Otmar von Verschner unter eineiigen Zwillingen auch nicht mehr Krebse gefunden als nach der Statistik zu erwarten war. Wäre Krebs vererbbar, hätten Zwillingspaare mehr oder weniger gleichzeitig an Krebs erkranken müssen.
An späterer Stelle wird darauf hingewiesen werden, wann ein Krebsfall in Ihrer blutsmäßigen Verwandtschaft Sie zu

besonderer Vorsicht veranlassen sollte. Generell kann man aber sagen:

Krebs ist im allgemeinen nicht vererbbar. Eine erblich erworbene Veranlagung für Krebs scheint nur ein Teil von mehreren krebsfördernden Kräften zu sein.

Aberglaube Nummer 3:
Im Sinn der Wissenschaft undiskutabel ist die These, Krebs sei eine Strafe Gottes für irgendeine Sünde. Etwa für ein Leben der sexuellen Lust, für einen Verstoß gegen ein geschriebenes oder ungeschriebenes Gesetz der jeweils gültigen Moral. Ein Blick in die Krebsstatistik beweist: es gibt unter den Erkrankten genauso viele Arme wie Reiche, Brave wie Böse, Sünder wie Fromme.
Was es aber bestimmt gibt, und darum ist dieses Buch geschrieben worden: es gibt viel, viel mehr Krebstote unter den Lässigen als unter denen, die wissen, daß rechtzeitig entdeckter Krebs sehr oft heilbar ist.

Bei den heutigen Aufklärungsmöglichkeiten ist es grob fahrlässig oder dumm, sich nicht regelmäßig oder bei geringstem Verdacht von einem Arzt untersuchen zu lassen. Wenn es um Leben und Tod geht, sind klare Worte angebracht: Millionen Menschen starben nicht deswegen an Krebs, weil Krebs ihr unausweichliches Schicksal war. Vielen von diesen Menschen wurden Nachlässigkeit und Unwissenheit zum Schicksal.

Aberglaube Nummer 4:
Vor allem Brustkrebs und Tumoren an Knochen werden gern mit Verletzungen in Zusammenhang gebracht.
Frau X. erhält die Diagnose: Krebs der linken Brust. Was liegt da näher, als daß Frau X. die Erinnerung an einen Vorfall kommt, bei dem sie einen heftigen Schlag gegen die linke Brust erhielt.

Herr Y. hat seit einiger Zeit sehr starke Schmerzen an der rechten Beckenschaufel. Der Arzt stellt ein Knochensarkom, also Krebs, fest. Herr Y. stürzte vor Jahren bei einer Skiabfahrt auf die rechte Hüfte. Monatelang litt er an Schmerzen in der rechten Beckenseite. Könnte von dieser Verletzung nicht der Knochenkrebs herkommen?
Laboruntersuchungen verneinen die Entstehung von Krebs durch Gewalteinwirkungen. Stellen Sie sich nur vor, wie viele Menschen sich täglich stoßen oder die Knochen brechen.

> Krebs entsteht nicht durch Gewalteinwirkung. Eher könnte Krebs durch einen lang andauernden Reizzustand entstehen. Bekannt hierfür ist das Beispiel des Auftretens von Hautkrebs auf der Schulter verschiedener Indianerstämme, die ihre Kinder auf dem Rücken tragen, wobei ein Lederriemen an ein und derselben Stelle die Haut aufscheuert.

Wenn Herr Y. einen Knochenkrebs an der Beckenschaufel hat, auf die er einmal gestürzt ist, dann spricht sehr viel dafür, daß es sich hierbei um die Metastase (also um die Tochtergeschwulst) eines Krebses an anderer Stelle, zum Beispiel der Lunge, handelt. Und Frau X. hätte auch ohne den Schlag gegen die Brust dort eine Geschwulst bekommen.

Wie erwähnt, besteht jedoch die Möglichkeit, daß ständige Reizung eines Organs Krebs verursachen kann. In diesem Zusammenhang darf man scharfen Alkohol nicht ganz frei sprechen. Es ist also kein Aberglaube, daß es unter den regelmäßigen Konsumenten von starkem Schnaps, purem Whisky, unverdünntem Gin usw. mehr Fälle von Kehlkopfkrebs und Speiseröhrenkrebs gibt. Bekannt ist ja auch die Heiserkeit des »Schnapstenors«, der an einer chronischen Entzündung der Kehle und der Stimmbänder leidet. Häufige Magengeschwüre, also häufige Reizungen der Magenschleimhaut und -muskulatur können ebenfalls zu krebsartiger Entartung führen. Das gleiche gilt für eine dauernde Reizung von Warzen oder Muttermalen. Zusammenfassend kann man sagen:

> Nicht einmalige Gewalteinwirkungen auf ein Organ (Stoß, Schlag usw.) rufen Krebs hervor. Dauernde Reizung eines Organs, was meist chronische Entzündungen zur Folge hat, können schon eher zur Ursache eines Krebses werden.

IV. Was ist Krebs?

Der einfachste Baustein jedes Organismus ist die Zelle. Unser Körper besteht aus einer unvorstellbar großen Anzahl von Zellen: die kleinsten dieser Zellen haben einen Durchmesser von etwa zehn zehntausendstel Millimeter. Man müßte also zehntausend dieser Zellen dicht nebeneinanderlegen, damit sie in einem i-Pünktchen dieses Buches Platz fänden.
Eine neue Zelle kann nur entstehen, wenn sich eine bereits vorhandene Zelle teilt. Eine Zellteilung dauert etwa 90 bis 120 Minuten. Dann sind aus einer Zelle zwei geworden, und jede neue Zelle gleicht der alten bis in die kleinste Kleinigkeit.
Aus gleichartigen Zellen bilden sich Gewebe, aus Gewebe bilden sich Organe. Betrachtet ein Fachmann, zum Beispiel ein Pathologe, Zellen unter dem Mikroskop, kann er sagen: »Typische Leberzellen« oder »Zellen des Bindegewebes«. Normale, gesunde Zellen haben die Fähigkeit einander zu erkennen, wenn sie aufeinanderstoßen. Nehmen wir einmal an: einige Millionen meiner Leberzellen erneuern sich täglich dadurch, daß sich jede alte Zelle in zwei junge teilt. Leberzellen aber, die an meine Gallenblase, also an ein anderes Organ grenzen, respektieren die Nachbarschaft des ganz anders gearteten Zellenverbandes der Gallenblase. Sie sagen sich in ihrer geheimnisvollen Sprache: »Hier beginnt ein neues Territorium. Hier haben wir nichts mehr zu suchen.« Die gesunde Leberzelle wächst also nicht in die Gallenblase hinein.

Ganz anders die Krebszelle. Die Krebszelle schlägt aus der Art. Sie kümmert sich nicht um die Ordnungsgesetze des Körpers. Sie ist anarchistisch. Sie dringt in völlig fremdes Gewebe ein. Einer gesunden Leberzelle würde es nie einfallen, etwa auf dem Blutweg, in den Oberschenkel abzuwandern und sich dort häuslich einzurichten. Nicht so die Krebszelle. Ihr ist jedes Mittel und jeder Weg recht (über Blut- und Lymphbahnen) hinzuziehen, wohin sie will, beziehungsweise in fremde Organgewebe hineinzuwachsen. Die Krebszelle ist aggressiv, rücksichtslos aggressiv.

Ein Beispiel: Patient M. hat Schmerzen in der Lebergegend. Nach einigen Testen entnimmt ein Arzt Gewebsteile der Leber und schickt sie einem Pathologen zur Untersuchung. Was findet der Pathologe unter dem Mikroskop? Leberzellen, aber auch Zellen der Prostata. Das Bild ist klar. Patient M. hat einen Tumor der Prostata, und die bösartigen Prostatazellen verstreuten sich im Körper und siedelten sich auch in der Leber an.

Als wir gezeugt wurden, vereinigten sich eine weibliche und eine männliche Zelle. Durch Zellteilung wuchs und wuchs dieses neuentstandene Gebilde. Aber sehr bald fingen die Zellen an, sich zu differenzieren. Geheimnisvolle Kräfte in uns bestimmten: du wirst eine Leberzelle, du entwickelst dich zu einer Gehirnzelle und aus dir wird nichts anderes als eine Knochenzelle der linken kleinen Zehe. Ohne diese Zelldifferenzierung würden wir nichts anderes geworden sein als eine unförmige Masse ohne Spezialorgane für Atmung, Verdauung, Kreislauf usw.

Die Krebszelle dagegen hat nicht die Fähigkeit zu dieser Spezialisierung. Sie bleibt auf primitiver Stufe stehen. Zwar ähnelt sie meist den Zellen des Organs, in dem sie entsteht. Aber oft sind Pathologen nicht in der Lage zu sagen, welchem Zellverband die betreffende Krebszelle entnommen wurde. Deswegen unterscheiden die Forscher zwischen Tumoren, deren Zellen nur wenig und Tumoren, deren Zellen sehr stark von gesunden Zellen abweichen.

V. Krebs oder nicht – das ist die Frage

Selbst erfahrenste Pathologen sind nicht immer in der Lage, zwischen gutartigen und bösartigen Fällen zu unterscheiden. Als man einmal vom berühmten englischen Krebsforscher Dr. Leslie Foulds wissen wollte, was das eigentliche Charakteristikum einer bösartigen und einer gutartigen Zelle sei, antwortete er: »Die Frage, ob sie den Patienten töten kann oder nicht.«

Bei Scheidenabstrichen sehen Ärzte manchmal Zellen, von denen sie nicht sagen können: sind sie noch gesund oder sind sie schon krank? Solche Grenzgänger werden »präkanzeröse Zellen« genannt, also Zellen, die sich in einem Vorstadium des Krebses befinden. Bei ihnen muß noch ein weiterer Anstoß erfolgen, damit sie ganz entarten.

In seinem Buch »Das maßlose Molekül« spricht Ernst Bäumler von einem »Trauerspiel in drei Akten«, wenn er den Weg von der gesunden zur kranken Zelle schildert.

1. Ein krebserregender Stoff oder Umstand läßt eine anormale Zelle entstehen, die sich selbst mit dem Mikroskop nicht entdecken ließe.
2. Fallspezifisch, also ganz unterschiedlich schnell beziehungsweise langsam vermehren sich die anormalen Zellen und führen zu einem feststellbaren Tumorgewebe. Zwischen Phase 1 und Phase 2 können bis zu 15 Jahre Zeit vergehen, und wahrscheinlich sind die Einflüsse, welche die erste anormale Zelle (Phase 1) entstehen ließ, andere als diejenigen, die Phase 2 ausgelöst haben.

3. In Phase 3 dringen nun die Krebszellen in das umliegende Gewebe ein: sie metastasieren.

In Phase 1 findet der Krebsspezialist keine Symptome, welche auf eine Erkrankung schließen lassen. Diese stecknadelkopfgroßen Tumoren bleiben deswegen meist unbemerkt.
In Phase 2 wächst der Minikrebs zu einer größeren Geschwulst heran, kann aber sehr oft schon festgestellt werden. Jedenfalls ist er noch auf den Ort seiner Entstehung beschränkt und leicht zu entfernen.
Das eigentliche Trauerspiel beginnt mit Phase 3. Der Krebs ist in umgebendes Gewebe eingewachsen, macht Komplikationen (Schmerzen, Blutungen usw.) und veranlaßt den Patienten, einen Arzt aufzusuchen.
Leider nicht jeden Kranken . . .

VI. Ein Königreich für einen Krebstest

Immer wieder wird man gefragt, ob es nicht einen Krebstest gebe, so wie es zum Beispiel eine Vielzahl von Testen gibt, die sehr zuverlässig aussagen, dieser Patient hat Eiweiß im Harn oder zu viel Zucker im Blut.
Ein zuverlässiger biochemischer Krebstest wäre Gold wert: er könnte dem Untersucher bereits dann Hinweise auf das Vorhandensein von Krebszellen geben, wenn sich diese klinisch noch nicht bemerkbar machen, also noch keine sicht-, tast- oder spürbaren Signale geben.
An solchen Tests wird allerorts gearbeitet, bisher jedoch mit zweifelhaftem Erfolg. Gewiß, eine beschleunigte Blutsenkungsgeschwindigkeit läßt den Arzt auch an Krebs denken. Doch gibt es eine Menge von nicht-krebsartigen Erkrankungen, welche die Blutsenkung beschleunigen.
Bisher ist auf dem Gebiet Krebstest nur ein Durchbruch gelungen, dafür aber ein gewaltiger. Er verbindet sich mit dem Namen Papanicolaou.
»Doktor Pap«, wie ihn seine Studenten vom New Yorker Cornell Medical Center nannten, sagte sich folgendes: Zellen schilfern sich laufend ab. So können Sie Zellen Ihrer Nieren im Urin haben. In Ihrem Speichel finden sich Zellen Ihres Lungengewebes. In der Scheide oder am Gebärmutterhals sitzen Zellen, die aus der Gebärmutter stammen. Und wenn Sie sich einen Sonnenbrand holen, dann schilfern Millionen oder Milliarden von Zellen ab.
»Dr. Pap« entwickelte nun eine Methode, wie man dem Körper entnommenes Zellmaterial färbt und fixiert, das heißt im Mikroskop sichtbar macht.

Nun sucht das Auge des Fachmannes, ob er unter den Zellen auf dem Objektträger auch einige verdächtige entdeckt. So kann der Gebärmutterkrebs, der im allgemeinen ziemlich langsam wächst, mit der Methode von Papanicolaou meist rechtzeitig entdeckt werden. Damit ist die Sterblichkeit an Gebärmutterkrebs zu einer Seltenheit geworden, wenn die Patientin sich regelmäßig einer Vorsorgeuntersuchung unterzieht. Leider tun dies gegenwärtig weniger als ein Drittel aller Frauen in der BRD.

Dr. Paps Methode hat sich im übrigen auch bei Krebserkrankungen des Magens und der Bronchien bewährt.

Nach der Statistik ist mit 23% Brustkrebs die häufigste Krebserkrankung der Frau. Für die intelligente Frau hat aber auch dieses Gespenst seinen Schrecken verloren – dank dreier einfacher Methoden:

1. Der Arzt oder die Frau selbst sucht regelmäßig und systematisch die Brust nach »Knoten« ab.
2. Im Zweifelsfall macht der Röntgenologe eine Mammographie. Er durchleuchtet also die Brustdrüsen. Nun lassen sich bei der Mammographie gut- und bösartige Geschwülste nicht immer klar unterscheiden. Dann greift
3. der Chirurg mit einer kleinen Operation ein. Er entnimmt der Patientin ein Stückchen der verdächtigen Geschwulst und übergibt es dem Pathologen. Innerhalb weniger Minuten hat dieser festgestellt, ob es sich um gut- oder bösartiges Gewebe handelt.

Bei Krebs wird selbstverständlich die befallene Brust mit den Krebsknoten entfernt, eventuell auch das benachbarte Lymphsystem.

Durch wesentlich verbesserte Untersuchungsmethoden stellen die Ärzte heute sehr viel früher Krebs im Verdauungstrakt (Magen, Dünndarm, Dickdarm und Mastdarm)

fest. Wahrscheinlich wird bald die Forschung nach okkultem (verborgenem) Blut im Stuhl zu den Routinetesten zählen sowie heute der Papanicolaou-Test zu den Routinetesten in der gynäkologischen Praxis gehört.
Mit modernen Geräten untersucht der Arzt nicht bloß Speiseröhre und Magen, er kann sich bis in den Dünndarm vortasten, er kann Bronchien, Lungen und mit der Mediastinoskopie auch den mittleren Teil der Brusthöhle nach Verdächtigem absuchen. Besondere Untersuchungsmethoden der Prostata mit Gewebsentnahme wurden entwikkelt. Mit Hilfe des Elektronencephalographen stellen wir im Hirnbereich Tumoren fest. Und schließlich ist die Röntgenuntersuchung nicht zu vergessen.
Die Aufzählung der Methoden ist bei weitem nicht vollständig, sie dürfte aber genügen, um Folgendes zu behaupten:

1. Die besten Untersuchungsmethoden helfen gar nichts, wenn man sie nicht anwendet.
2. Angewandt werden können sie nur, wenn Sie regelmäßig und beim geringsten Verdacht Ihren Arzt aufsuchen. Er wird Sie im Zweifelsfall zu einem Facharzt überweisen.
3. Der wichtigste »Krebstest« sind Sie selber, indem Sie genügend über Krebs wissen, seine Früherkennungszeichen beherrschen und danach handeln.

Dieses im wahren Sinn des Wortes »lebensnotwendige« Wissen wird Sie aber nicht in eine Krebsangst versetzen. Dieses Wissen sollten Sie zwar stets parat haben wie einige für Sie wichtige Telefonnummern. Aber so wie Sie diese Telefonnummern nur dann Ihrem Gedächtnis abverlangen, wenn Sie sie brauchen, so soll auch Ihr Wissen »Alles über Krebs« nur dann in Ihr Bewußtsein treten, wenn es gebraucht wird. Darüber mehr zu gegebener Zeit. Aber über eines sind wir uns schon jetzt im klaren: auch das beste Gesundheitssystem der Welt ist machtlos, wenn Sie es nicht in Ihren Dienst stellen.

VII. Wie entsteht Krebs?

Eine der am häufigsten gestellten Fragen – und eine Frage, auf die es Dutzende von Antworten gibt, besser gesagt, auf die Dutzende von Vermutungen geäußert werden.

Gute Chirurgen waren schon immer vielbeschäftigte Männer. Und der Londoner Chirurg Percival Pott war ein so guter Chirurg, daß er sogar in den Adelsstand erhoben wurde. Sir Percival Pott mußte sich aber erst ein Bein brechen, bis er Zeit fand, über eine Erscheinung ein Buch zu schreiben, die ihn schon seit geraumer Zeit beschäftigt hatte. Das war 1775.

Sir Percival war aufgefallen, daß er Hodenkrebs besonders häufig bei Menschen fand, die in ihrer Jugend Climbing Boys waren. Wer Großbritannien kennt, weiß, wie viele Kamine ein Hausdach zieren oder verunzieren. Jungen im Alter von acht bis zwölf Jahren waren gerade klein genug, um sich als Kaminfeger die Schornsteine hinauf- und hinunterzuzwängen. Jahre später kamen sie dann mit Schmerzen in den Hoden. Sir Percival schrieb:

> »In ihrer frühen Jugend werden sie häufig mit großer Brutalität behandelt; sie werden der Kälte und dem Hunger ausgesetzt; sie werden in enge und manchmal heiße Kamine gezwängt; sie werden verbrüht, verbrannt und halb erstickt. Und wenn sie erwachsen sind, dann wartet eine grausame, schmerzvolle und tödliche Krankheit auf sie.«

Die Krankheit hieß Hodenkrebs, und Dr. Pott war der erste, der einen typischen Berufskrebs erkannte und beschrieb.

»Diese Krankheit«, so veröffentlichte er, »entspringt einwandfrei der beruflichen Beschäftigung der jungen Kaminkehrer.«
Jahrzehnte vergingen, bis in einer Frankfurter Klinik drei Arbeiter mit Blasenkrebs eingeliefert wurden. Alle drei Arbeiter waren in derselben chemischen Fabrik beschäftigt. Sie stellten Anilin her, einen sehr begehrten Farbstoff. Sollte der Kontakt mit Anilin etwa ähnliche Folgen haben, wie der Kontakt mit Ruß? Während der Hodenkrebs, den Sir Percival Pott beschrieben hatte, durch rußverschmierte Kleidung über die Haut auf ein relativ »äußerliches Organ«, die Hoden, übertragen wurde, bestand die überraschende Entdeckung des Frankfurter Urologen Rehn darin, daß ein äußerlicher Schadstoff auch ein inneres Organ wie die Blase befallen kann.
Beim Hodenkrebs durch Ruß und beim Blasenkrebs durch Anilin verdankte die Menschheit den unfreiwilligen Opfern neue Erkenntnisse. Im Jahre 1917 wurde dies anders. Damals wußte man bereits, daß Teer kanzerogen ist, also Krebs erzeugen kann. Zwei japanische Forscher rasierten Kaninchen die Ohren und pinselten sie monatelang mit Teer an diesen Stellen ein. Zuerst zeigten sich warzenförmige Gebilde, die in hartrandige Geschwüre zerfielen und bald alle Merkmale von Hautkrebs aufwiesen.
Später stellte sich zum Unglück der Mäuse heraus: sie reagierten auf Teer noch ausgeprägter als Kaninchen.
So war zum ersten Mal »Teerkrebs« künstlich erzeugt worden und die Ansicht des deutschen Arztes Richard von Volkmann untermauert, der bereits dreißig Jahre vor den Japanern diesen Berufskrebs bei Arbeitern festgestellt hatte, die viel mit Teer in Verbindung gekommen waren.
Diese ersten Erkenntnisse warfen aber sofort neue Fragen auf. Eine davon: wie kommt es, daß Tausende von Jungen Kamine hochklettern, aber nur einige am Hodenkrebs erkranken?

Wie erklärt es sich, daß Tausende von Arbeitern mit Teerstoffen in Berührung kommen, aber nur bei einigen Teerkrebs auftritt? Während sich Krebsforscher mit diesen Fragen beschäftigten, ging der Wettlauf mit dem Tumortod weiter.

Kanzerogene im Gen?

Daß ein bestimmtes Individuum gelocktes, braunes Haar, ein breites Becken und Schuhgröße 43 hat, verdankt es seinen Genen, den Trägern der Erbanlagen, die es von seinen Eltern erhalten hat. Die Gene befinden sich vor allem in den Chromomeren, den Bestandteilen der Chromosomen, die wiederum aus Molekülen von Nukleinsäuren bestehen. Und das Ganze spielt sich im Zellkern ab, der seinerseits unvorstellbar winzig klein ist. Innerhalb dieser winzigen Welt kommt aber dem Zellkern wiederum nur ein winziger Platz zu. Und in diesem winzig-winzigen Zellkern nehmen die Chromosomen nur einen Bruchteil des Raumes ein, wobei, vergessen wir es nicht, die Chromosomen aus Chromomeren bestehen. Chromomeren müssen also kleiner sein als Chromosome, und an den Chromomeren ihrerseits hängen wieder die Gene. Nun haben Sie eine Vorstellung, wie klein ein Gen ist.

In einer Zelle hat man bisher außer dem Zellkern noch ein Dutzend andere Gebilde entdeckt, zum Beispiel 22 verschiedene Säuren, die aus Eiweiß bestehen. Je nachdem, wie sich diese Aminosäuren aneinanderkoppeln, können 112 400 072 777 607 608 000 verschiedene Eiweißstoffe entstehen.

Eine ernst zu nehmende Gruppe von Krebsforschern glaubt nun, daß verschiedene kanzerogene Stoffe in die Eiweißstoffbildung der Zelle störend eingreifen und somit die Zelle entarten lassen.

Vor 150 Jahren formulierte der französische Botaniker Raspail, nach dem einer der größten Pariser Boulevards benannt ist: »Wenn die Zellen der Sitz des Lebens und der Gesundheit sind, müssen sie auch der Sitz der Krankheiten und des Todes sein.« Der deutsche Forscher von Virchow setzte hinzu: wird eine Zelle über eine längere Zeit hinweg ungünstig gereizt, kann sie bösartig werden.
Der deutsche Pathologe Cohnheim glaubte eine andere Krebstheorie gefunden zu haben. Er verlegte die Katastrophe der Krebsentstehung bereits in die Gebärmutter. Er fragte sich: ist es nicht möglich, daß neben den vielen normalen Zellen im Embryo nicht auch einige überflüssige, anormale Zellen entstehen, die sich jahrzehntelang normal verhalten, bis es ihnen einfällt, ihr völlig undifferenziertes Wachstum zu beginnen?
Cohnheim erhielt Schützenhilfe durch andere Krebsforscher, vor allem durch den Nobelpreisträger Otto Warburg. In einer Zelle befinden sich unter anderem die sogenannten Mitochondrien, kugel- oder zylinderförmige Gebilde, die für die Atmung der Zelle von großer Bedeutung sind. Die Mitochondrien stellen eine Art Kraftwerk dar, das unter anderem für den Sauerstoffausgleich sorgt. Werden nun diese Mitochondrien durch chemische Gifte oder Strahlen geschädigt, dann schaffen sie nicht mehr den für die Zellatmung nötigen Sauerstoff herbei. Der Abbau der Zellnahrung erfolgt nicht mehr unter Sauerstoffeinwirkung. Die Zelle fängt an zu gären.
Wie wäre es anders zu erwarten, als daß dieser These nicht Zweifel entgegengesetzt worden wären? Hier die wichtigsten:

1. Es stimmt, im Endstadium gewinnt die Krebszelle ihre Energie meist aus Gärungsvorgängen. Aber:
2. Nicht alle Krebszellen erhalten ihre Energie durch Gärung, und:

3. Viele Krebszellen weisen Mitochondrien auf, die völlig intakt sind.

Um die Zeit, als Warburg den Nobelpreis erhielt, verfolgte ein nordamerikanischer Arzt namens Hermann Joseph Muller einen ganz anderen Weg. Neben vielen anderen Dingen verstand er auch etwas von der Drosophila, dem Lieblingstier der Genetiker. Zu deutsch heißt sie Fruchtfliege und vermehrt sich mit großer Emsigkeit. In einem einzigen Jahr löst eine Drosophila dreißig Generationen aus. Wir homines sapientes, also Sie und ich, wir benötigen für eine solche Leistung fast 1000 Jahre. Nun, Muller benutzte diese respektable Fruchtmaschine, um Mutationen zu studieren, um also herauszufinden, ob durch irgendwelche äußeren Einflüsse Änderungen an der Drosophila auftreten.
Er stellte mit der Drosophila alle möglichen Dinge an: er berauschte sie, er vergiftete sie, malte sie an, steckte sie zu Bratvorgängen in die Ofenröhre, sperrte sie tagelang in dunkle Löcher ein, setzte sie dann der Sonne aus, schüttelte, impfte und amputierte schließlich die Drosophila. Ein Wesenszug der Drosophila scheint darin zu bestehen, daß sie solche Gewaltmethoden ohne weiteres übersteht. Ihre Nachkommen entwickeln sich wieder zu den alten Drosophilae, eine Drosophila schöner als die andere.
Dann setzte Muller seine Drosophilae vor einen Röntgenapparat und bestrahlte sie. Wie viel er strahlte, wußte er nicht. Das war auch gar nicht so wichtig. Schließlich handelte es sich nur um Drosophilae. Aber diesmal stellten sich die Überraschungen ein: einige Fruchtfliegen streckten nach der Bestrahlung sofort alle Viere und das für immer, anderen verging die Befruchtung, was bei der Drosophila einiges bedeutet, und die wenigen Überlebenden erzeugten in wenigen Tagen Gebilde, die nur noch von ferne Drosophilae glichen.

Strahlen hatten also die Gene entscheidend beeinträchtigt. Muller schrieb in einer wissenschaftlichen Veröffentlichung, die gebührendes Aufsehen erregte:

> »Hier war endlich das gelobte Land. Die Ergebnisse dieser Experimente waren aufsehenerregend und unzweideutig. Die Wurzeln des Lebens – die Gene – waren tatsächlich getroffen worden und sie hatten nachgegeben.«

Während diese und ähnliche Tierversuche liefen, zog ein junger deutscher Oberarzt mit dem nicht ungewöhnlichen Namen Bauer das Resümee: so viele verschiedene Fratzen der Krebs auch besitzt, es muß einen gemeinsamen Auslösungsmechanismus geben. Irgendwann, irgendwie ändert sich eine Zelle, sie mutiert, und das Ergebnis ist der Anfang vom Ende.

»Für Anhänger der Mutationstheorie bekommt so der alte, chronische Reiz erst seinen richtigen und neuen Sinn«, schrieb Bauer, der inzwischen zum Papst der deutschen Krebsforschung avanciert war.

Diese Ansicht trifft sich mit der sogenannten Regenerationstheorie des Frankfurter Professors Fischer-Wasels, der meint, Krebs manifestiert sich in einem Zellgewebe, das laufend gereizt und geschädigt wird.

Welcher Natur können nun solche Reize und Schädigungen sein?

Krebserzeugende Stoffe

Es gibt eine Anzahl von Stoffen, die erwiesenermaßen oder vermutlich Krebs erregen oder zur Entstehung von Krebs beitragen können. Es handelt sich um die stattliche Anzahl von 600. Diese Lage ließ Dr. med. Siegmund Schmidt den Ausdruck prägen: »Ringsum Gift . . .« So sieht auch der Nobelpreisträger Linus Pauling neben der Möglichkeit eines Atomkrieges oder einer Überbevölkerung »die Gefahr der Umweltverschmutzung – der Atmosphäre, des Bodens, des Wassers, der Gewebe von Pflanze und Tier einschließlich des Menschen mit giftigen Substanzen, die in immer größeren Mengen in unserer technisierten Zivilisation frei werden«.

Der Kampf gegen die Umweltverschmutzung hat inzwischen begonnen. Teilsiege wurden errungen, größere Projekte in Angriff genommen. Eine befriedigende Lösung ist erst in geraumer Zeit zu erwarten. Wir könnten sie aber schon viel früher haben, wir könnten sie schon in drei, vier Jahren haben, wenn wir größeren Wert darauf legten. Die Entschmutzung unserer Erde kostet viel Geld und verursacht zahlreiche unpopuläre Maßnahmen. Hand aufs Herz? Eine gewonnene Fußballweltmeisterschaft, ein neues Auto oder zumindest ein neuer Farbfernseher scheinen in der Wertschätzung höher zu stehen als reine Luft, gesunde Ernährung und möglichst große Sicherheit vor krebserregenden Substanzen. Die Milliarden, die für Tabak und Alkohol ausgegeben werden, sprechen nicht für gesundheitsbewußtes Leben. Das gleiche gilt für Überernährung und Bewegungsmangel, zwei Laster, die noch mehr Tote fordern als alle Krebserkrankungen zusammen.

Der folgende Katalog soll die Hauptgefahren nennen, die zur Bildung von Tumoren beitragen können:

1. Verpestung der Luft durch Abgase von Motoren, Industrieanlagen und Haushaltungen, wobei unter anderem eine der giftigsten Substanzen entsteht, nämlich Benzpyren, das Krebsforscher mit Vorliebe verwenden, um im Tierversuch Krebs zu erzeugen.
2. Verschmutzung unserer Luft durch Staub. Zum Vergleich zwei Zahlen: in waldreichen Gebieten enthält 1 Liter Luft etwa 500 Staubteilchen, in Industrierevieren 85 000.

3. Weitere Giftstoffe in der Luft, von denen nicht weniger als 220 gefunden worden sind, die aber natürlich nicht alle mit Krebs in Zusammenhang gebracht werden können, wenngleich einige mit Sicherheit krebserregend sind.
4. Eine starke Zunahme der Radioaktivität durch Atombombenexplosionen, aber auch durch mögliche Unfälle bei der friedlichen Nutzung der Kernenergie.
5. Die Verschmutzung des Wassers.
6. Die Aufnahme krebserzeugender Fremdstoffe mit der Nahrung.
7. Die Herabsetzung der körpereigenen Widerstandskraft durch Fleischgenuß von Vieh, das mit Antibiotika und/oder Hormonen behandelt worden ist.
8. Die Gefahren des Nikotins und des übermäßigen Alkoholverbrauchs.
9. Die Gefahren des Medikamentenmißbrauchs.

Wir mögen es bedauern oder nicht: weder im Leben des einzelnen noch im Leben eines Volkes stehen Fragen der Gesundheit und des Glücks an erster Stelle. Die Folge davon ist, daß der gesundheitsbewußt lebende Mensch unter der Majorität von Gesundheitsmuffeln leidet. Der Nichtraucher, der regelmäßig Sport treibt und darauf achtet, daß er nicht verfettet und sich keine Alkoholleber antrinkt, zahlt bei gleichen Einkommensverhältnissen einen genauso hohen Beitrag zur Krankenkasse und Altersversorgung wie der allabendlich alkoholisierte Kettenraucher mit seiner Bronchitis, seinem Bewegungsmangel, Bandscheiben- und anderen Schäden, die ihn spätestens jedes zweite Jahr auf Kosten der Allgemeinheit seine Kur nehmen und dann zum Frührentner werden lassen.
Frauen wissen es: Schönbleiben ist eine lebenslange Aufgabe. Gesundbleiben auch.

Es hat wenig Sinn, darüber zu jammern, daß ein neunzehnjähriger Jüngling, um seiner Angebeteten zu gefallen, mit seinem Feuerroß eine Ortschaft tyrannisieren darf, weil niemand einschreiten kann, wenn er unter beträchtlicher Entwicklung von Lärm und Gestank immer wieder am Haus der Holden vorbeirast. Es hat wenig Zweck, sich an die Klagemauer zu stellen, weil noch immer in riesigen Mengen Abgase in die Luft, Abfälle ins Wasser, Gifte auf Pflanzen und Verbrennungsprodukte von Tabak an Uninteressierte abgegeben werden dürfen.
So schneckenhaft langsam es dem Wissenden auch oft erscheinen mag, die Verantwortlichen haben begriffen, worum es geht, und wir dürfen hoffen, daß wir in nicht allzu ferner Zukunft in einer Welt leben werden, aus der krebserzeugende Gifte weitgehend verbannt sind.
Was gegenwärtig der einzelne Autofahrer zur Luftverpestung beiträgt, soll nicht verschwiegen werden, wenngleich das Ergebnis niederschmetternd ist: fährt ein Mittelklassewagen drei Stunden lang durch eine Großstadt, stinkt er so viel Benzpyren aus, wie alle Raucher einer Stadt mit 600 000 Einwohnern an einem Tag in die Luft qualmen.

Natur, wo bist Du?

Es ist noch nicht allzu lange her, da konnte man auf Einkaufstüten lesen: »Eßt mehr Obst – und Ihr bleibt gesund!«
Liest man heute, wie oft Fruchtbäume mit Giften gespritzt werden, drängt sich aber der Gedanke auf: Vielleicht bleibe ich gesund, wenn ich kein Obst und kein Gemüse esse?
Ernährungswissenschaftler haben errechnet: ein mitteleuropäischer Normalverbraucher läßt im Lauf von sechzig

Jahren, also in etwa 22 000 Tagen, folgende Mengen durch seinen Körper gehen: 34 000 Liter Flüssigkeit in Form von 6000 Liter Milch, 18 000 Liter Tee, Kaffee und 10 000 Liter Alkoholisches. Ferner 40 000 Kilo in Form von Brot, Gemüse, Kartoffeln, Teigwaren usw. und schließlich 600 Kilo Fleisch und Fisch. Raucher, selbst mäßige, bringen es meist noch auf 200 000 Zigaretten und beladen ihre Lungen mit etwa acht Pfund Teer. Ein paar Milligramm Gift am Tag, was soll's? Einzeln betrachtet fällt diese Menge kaum ins Gewicht. Leider speichert sich aber ein Großteil der von uns eingenommenen Gifte in unserem Körper. Typisch dafür ist zum Beispiel das Schädlingsbekämpfungsmittel DDT. Wir nehmen es (über Nahrungsmittel) auf und speichern es: in Leichen wurden bis zu zwei Gramm dieses Gifts gefunden, und Säuglinge trinken DDT schon mit der Muttermilch. Woran meist niemand denkt: DDT speichert sich in unseren Fettpolstern. Nimmt nun jemand rigoros ab, dann wird das im Depotfett gespeicherte DDT in kurzer Zeit frei und kann besonders gefährlich werden.
Pro Tag und Stoff können es also minimale Spuren von Gift sein, die wir zu uns nehmen und die den Körper kaum belasten. Aber in 22 000 Tagen?
Ihnen soll nicht der Appetit verdorben werden, aber schauen Sie einmal an, was ein mitteleuropäischer Normalverbraucher am Tag zu sich nimmt.
Zum Frühstück ein Glas Orangensaft. Frage: wieviel Diphenyl enthält er? Dann die Semmel oder das Leinsamenbrot. Frei von Lindan oder Benzpyren? Wahrscheinlich nicht.
Auf dem Weg zur Arbeit muß er Rußiges und Staubiges aus Fabrikschloten und Autoauspuffen inhalieren. Wer sich trotzdem mit gutem Appetit an den Mittagstisch setzt, muß damit rechnen, daß er im Braten einige Rückstände von Antibiotika mitgeliefert bekommt, einige Schädlingsbe-

kämpfungsmittel im Salat, selbstverständlich auch das Teufelszeug Benzpyren und etwas Radioaktivität mit dem Gemüse.
Abends dann nochmals etwas Lindan, Benzpyren, Blei und wahrscheinlich auch eine Spur Quecksilber im Brot. Zur Nachspeise bekomme ich im Käse eine stattliche Anzahl von Giftstoffen mitgeliefert. Der Apfel schließlich aus der gesunden Obstgegend kann gleich vierzigmal gespritzt worden sein.
Um die scharfen Kanten des Lebens etwas abzurunden, erlaube ich mir noch einige Gläschen Wein. Und damit riskiere ich, im übrigen völlig legal – folgende Chemikalien zu mir zu nehmen: Kaliummetabisulfit, Schwefelanhydrit, Salpetersäure, Kalziumphytat, Natriummonosulfat und einiges andere. Schrieb ein französischer Weinkenner, offenbar ein Spaßvogel: »Eine Flasche Wein enthält manchmal ebensoviel Schwefel wie eine Schachtel Streichhölzer.« Na, dann prost!

Der Hamburger Chemiker Grimmer machte sich vor einiger Zeit auf die Suche, in welchen unserer Grundnahrungsmittel er Benzpyren finden würde. Das Ergebnis war erschreckend. Am meisten fand er Benzpyren in Grünkohl, Spinat und Kopfsalat, aber auch genügend in Brot und Teigwaren. Benzpyren gelangt durch Staub und Ruß auf oder in unsere Nahrungs- und Lebensmittel. Kein Wunder, daß Grimmer in Gemüse aus der Nähe des Ruhrgebiets etwa zehnmal so viel Benzpyren aufspürte wie in Produkten, die aus industrieärmeren Gegenden stammten. Im übrigen, am besten schnitten Fleisch und Fisch – geräuchert, gebraten, gegrillt – ab, also jene Nahrungsmittel, die man bisher als besonders kanzerogen betrachtet hatte. Lediglich in der Wursthaut fand Grimmel etwas Benzpyren.

Wenig erfreuliche Aussichten, nicht wahr? Mitglieder des nordamerikanischen Senats, die sich über die Abfallprodukte der Industriegesellschaft Gedanken machten, fragten zwei Spezialisten, wie viele artfremde Chemikalien eigentlich in unserer Nahrung gefunden würden. Die Antwort der Spezialisten verschlug den Politikern die Sprache: 3000! Bestimmt erregen nicht 3000 Chemikalien Krebs, aber eine solche Antwort macht es verständlich, daß immer häufiger und energischer auf das Zuviel an Chemie in Land- und Obstwirtschaft, ja in unserer ganzen Existenz hingewiesen wird.

Das Geschäft mit der Angst

Schlachtrufe wie »Ringsum Gift!« ließ eine biologische Welle hochgehen, in die auch noch der Wind von Berichterstattern über die Gefahren der Düngemittel bläst.
»Natürlich, gesund, ungespritzt, rückstandfrei« wurden Verkaufsargumente von Landwirten und Obstbauern, die versprechen, keine mineralischen Düngemittel anzuwenden und auf die chemische Schädlings- und Unkrautbekämpfung zu verzichten. Dieses Streben ist sehr begrüßenswert.
Bei Stichproben in Baden-Württemberg enthielten 39% der getesteten Obst- und Gemüseproben Rückstände an Pflanzenschutzmitteln. Ware aus dem Ausland schnitt dabei doppelt so schlecht ab wie die heimischen Produkte. Man kann also nicht immer mit ruhigem Gewissen in einen »biologischen« Apfel oder eine »naturreine« Birne beißen. Die Chemische Landesanstalt Stuttgart fand auch in 31% der Bioerzeugnisse Rückstände, von Benzpyren gar nicht erst zu reden. In Paris enthielten einige biologische Produkte sogar mehr Rückstände an Schädlingsbekämpfungsmitteln und Kunstdünger als Normalware. Der einzige

Unterschied bestand im Preis, und der muß natürlich bei sogenannter biologischer Ware wesentlich höher sein.
Daß bei Stichproben auch in Lebensmitteln aus biologischem Anbau chemische Stoffe gefunden wurden, will in keiner Weise sagen, in jedem Bioerzeugnis würden nun Spuren von Schädlings- und Unkrautbekämpfungsmitteln und Kunstdünger stecken. Es gibt ehrliche Erzeuger und ehrliche Händler. Auf den ehrlichen Händler kommt es nämlich auch an: es wurde festgestellt, daß Händler ganz einfach fleckige Früchte und wenig ansehnliches Gemüse zu »biologischer« Ware erhoben und dementsprechend teurer verkauften.
Der biologisch wirtschaftende Bauer nützt den technischen Fortschritt nicht voll aus. Er wirtschaftet noch so wie sein Vater oder Großvater vor 30 Jahren. Der Verbraucher muß die niedrigeren Erträge des biologischen Anbaus bezahlen. Sonderkulturen wie Spargel – Wein – Hopfen – und Tabakanbau wären ohne kräftigen Griff in die Säcke mit Pflanzenschutzmitteln sowieso schon lange nicht mehr denkbar. Nun, wir könnten bestimmt ohne Tabak und wahrscheinlich auch ohne Spargel leben. Aber angesichts der drohenden Hungerkatastrophe in der Dritten Welt wird man einen Kompromiß schließen müssen zwischen zwei Extremen: die Landwirtschaft der USA, Kanadas und Westeuropas leidet an Überproduktion, und in weiten Teilen der Welt verhungern täglich Menschen oder müssen sich aus Armut so einseitig ernähren, daß sie Dauerschäden davon tragen.
Dort, wo es auf das nackte Überleben ankommt, wird kaum ein Verhungernder fragen, ob das Stück Brot oder die Schüssel voll Reis unter Umständen Spuren krebserzeugender Rückstände enthält. Hier geht es um die Produktion von möglichst viel Quantität, eigentlich von täglich mehr Quantität, weil sich die Menschen der Dritten Welt in einem zu rasanten Tempo vermehren.

In unseren reichen Volkswirtschaften dagegen sollten wir uns den primitiven Luxus leisten können, in einer weniger giftigen Umwelt zu leben.
Kein Zweifel: unsere Böden verarmen immer mehr an Humus und Kalk, wovon nach dem Urteil der Fachleute vor allem Pflanzenschädlinge und Unkräuter profitieren (neben den Fabrikbesitzern natürlich, welche die »Heilmittel gegen diese Parasiten« herstellen). Der Landwirt muß also noch öfter und noch tiefer in die Säcke mit den Chemikalien greifen. Was immer in diesem Teufelskreis Ursache und Wirkung war, der Ruf nach der Rückkehr zu einer biologisch sauberen Welt ist der Schrei von Illusionisten. Wir wären schon froh, wenn wir nicht mit Krebsgiften gefüttert würden!
Mit jedem Jahr verringert sich der Anteil unseres Einkommens, den wir für Nahrungsmittel ausgeben. Mit jedem Jahr knabbern Wohnung, Auto und (oft wenig gesund verbrachte) Freizeit mehr von unserem Haushaltsgeld ab. Wir wohnen und kleiden uns schöner, wir fahren teurere Autos und verbringen kostspielige Urlaube. Der Luxus breitet sich in fast allen Lebensbereichen aus. Warum wollen wir eigentlich nicht besser essen? Besser essen im Sinn von gesünder essen. »Die Qualität der Nahrung soll der höchste Luxus der reichen Länder sein . . .«, schreibt Maurice Mességué, der Präsident der französischen Gesellschaft zum Kampf gegen Umweltverschmutzung.
Eine Beruhigung können wir haben:
Unsere Gesetze auf dem Lebensmittelsektor reichen aus, um uns vor Giftstoffen in der Nahrung zu schützen.
Wenn in den Kälber-, Schweinemast- und Geflügelfabriken Antibiotika verwandt werden, dann sieht der Gesetzgeber eine so lange Zeit bis zur Schlachtung der Tiere vor, daß diese Antibiotika wieder ausgeschieden sind. Durch Gewinnsucht und Gedankenlosigkeit werden aber natür-

lich die Vorschriften nicht immer berücksichtigt. So gingen zum Beispiel in einer norddeutschen Molkerei Pilzkulturen, die man zur Herstellung von Joghurt und Käse benötigt, mit einem Schlag zu Grunde, weil die Milch so viel Antibiotika enthielt.

Trotz Verbots werden immer wieder Schilddrüsenpräparate zur Tiermast gegeben.

Was bekommt also der Bundesbürger für sein Geld, wenn er teures Fleisch kauft? Die Senatskommission der Deutschen Forschungsgemeinschaft zur Prüfung von Rückständen in Lebensmitteln fand in tierischen Produkten »Reste von Arzneimitteln und Futterzusatzstoffen, von Umwelt-Chemikalien sowie von Stoffen, mit denen das Fleisch bei der Bearbeitung kontaminiert oder behandelt wurde«.

Dabei wurden Antibiotika, Hormone, Schilddrüsenpräparate, aber auch Tranquilizer entdeckt.

Am Rande oder aber auch schon jenseits der Gesetzlichkeit verhalten sich manche Bauern und Obstzüchter bei der Verwendung von Schädlingsbekämpfungsmitteln. Da wird vom Hersteller genau angegeben, wieviel Zeit verfließen muß, bevor die Produkte auf den Markt gebracht werden dürfen. Wie wichtig das Einhalten solcher Fristen ist, versteht man am besten, wenn man sich solch eine Gebrauchsanweisung einmal anschaut:

> »Überkleidung, Gummihandschuhe und Atemmaske tragen ... sich anschließend mit Wasser und Seife waschen ... Bei Unpäßlichkeit sofort Arzt rufen ... Die Apparate sorgfältig spülen ... Tiere nicht am Rand von behandelten Feldern grasen lassen ...«

Über die Gefahren des Rauchens ist bereits viel geschrieben worden. Raucher erkranken etwa 30mal häufiger an Lungenkrebs als Nichtraucher und dreimal häufiger an

Gefäßleiden. Auch passives Rauchen, also Aufenthalt in rauchgeschwängerten Räumen, ist schädlich. Die Bronchitis von Kindern kommt in Familien, in denen geraucht wird, häufiger vor.

In der BRD gibt es täglich etwa 180 »Nikotintote« (Dr. med. Siegmund Schmidt). Zigaretten und Zigarren enthalten insgesamt 13 krebserregende Stoffe, darunter Benzpyren. Die Zunahme des Lungenkrebses bei Frauen hängt ohne Zweifel damit zusammen, daß seit Kriegsende immer mehr Frauen rauchen. Im übrigen weist neues statistisches Material darauf hin, daß Frauen weniger leicht von der Zigarette loskommen als Männer, wenn sie erst einmal starke Raucherinnen geworden sind.

Über die Schädigung vor allem der Leber kann Alkoholmißbrauch ebenfalls zu einem Krebsgift (Leberzirrhose – Leberkarzinom) werden. Auf die Gefahren der scharfen Alkoholika für die Entstehung von Kehlkopf- und Speiseröhrenkrebs wurde bereits hingewiesen. Desgleichen auf die Tatsache, daß wir mit Wein eine stattliche Menge von Begleitgiften aufnehmen können, zum Beispiel schwefelige Säure, Arsen, DDT und anderes mehr. Professor Schmähl, Heidelberg, fand, daß sechs Gramm Arsenik ausreichen, um durchschnittlich innerhalb von 12 Jahren einen Krebs entstehen zu lassen.

Nicht nur Rückstände von Antibiotika, die wir mit Fleisch- und Wurstwaren zu uns nehmen, auch Antibiotika und Sulfonamide, die wir bei bestimmten Krankheiten bekommen, unterminieren die Eigenabwehrkräfte des Körpers. Desgleichen bestimmte Hormone. Damit soll nichts gegen diese Medikamente gesagt werden. Millionen von Menschen verdanken ihnen ihr Leben. Aber man soll sich darüber im klaren sein, daß solche Arzneimittel die Eigenabwehrkräfte reduzieren.

Bevor wir fortfahren uns zu fragen, wie Krebs entstehen kann, einige Zwischenresultate:

1. Wir leben umgeben von vielen krebserzeugenden Substanzen. Mit diesen Giften kommen wir in Berührung vor allem durch die Atemluft (Auto- und Industrieabgase, Tabak), das Wasser (Schädlingsbekämpfungsmittel, Enthärter, Desinfektionsmittel, Öle, radioaktive Substanzen), die Nahrungsmittel (Schädlingsbekämpfungsstoffe, bestimmte Arten von Kunstdünger, Antibiotika, Konservierungsmittel, Farbstoffe, radioaktive Substanzen, Alkohol und Begleitgifte) und schließlich durch einen gewissen Medikamentenmißbrauch und unnötige Röntgenaufnahmen.
2. Es gibt genügend menschliche Vernunft, um diese Gefahren zu erkennen und sie abzustellen.
3. Die vorhandene Gesetzgebung reicht aus, um uns vor diesen Schäden zu bewahren. Allerdings sind die Kontrollen nicht ausreichend und die Strafen nicht abschreckend genug.
4. Es gibt Millionen Menschen, die durch Rauchen, Alkohol- und Medikamentenmißbrauch zusätzlich ihren Körper vergiften und somit erhöhte Krebsrisiken eingehen.
5. Umgekehrt kann jeder Mensch ein beträchtliches Maß an Eigeninitiative entwickeln, um krebserzeugende Stoffe weitgehend zu meiden.
6. Professor Higginson von der Weltgesundheitsbehörde sagt: 90% aller Krebserkrankungsfälle könnten vermieden werden, wenn wir alle krebserzeugenden Umweltfaktoren ausschalten würden.
7. Bevor wir alle krebserzeugenden Umweltfaktoren ausschalten können, müssen sie uns bekannt sein.

Ein bisher utopischer Wunsch wird wahr

Wir haben bereits an einigen Beispielen gesehen, wie bis vor kurzem krebserzeugende Stoffe erkannt wurden. Da

entdeckte Sir Percival Pott, daß Hodenkrebs besonders häufig bei Männern auftrat, die vor Jahren mit Ruß in Berührung gekommen waren. Durch ähnlich gehäuftes Auftreten wurde der Blasenkrebs der Anilinarbeiter oder der Lungenkrebs der Bergleute von Joachimstal (Radium- und Uranabbau) aufgespürt. Vor gar nicht allzu langer Zeit erkrankten einige Arbeiter an Leberkrebs, der bei uns selten vorkommt. Wo waren sie beschäftigt? Mit welchen Materialien kamen sie in Berührung? Verschiedene Indizien führten zum »Tatort«, einer Firma, die künstliche Bodenbeläge aus Polyvenyl herstellte.
All diesen Beispielen und noch vielen mehr ist eines gemeinsam: bevor man die Krebsgefährlichkeit dieser Stoffe feststellte, mußten erst einige Menschen daran erkranken und sterben.
Nun kommen jährlich etwa 6000 neue chemische Substanzen in den Handel. Ein herrlicher Fortschritt! Doch wer garantiert, daß nicht unter den neuen Verbindungen einige zur Ursache von Katastrophen werden können?
Befinden sich doch noch gegenwärtig etwa 150 chemische Stoffe auf dem Markt, von denen Sie und ich vielleicht täglich einige kaufen, obwohl sie sich im Tierversuch als krebsverdächtig erwiesen haben. Im Tierversuch. Aber nicht immer können die Ergebnisse von Tierversuchen auf den Menschen übertragen werden und umgekehrt. Ging doch erst vor kurzem eine Sensationsmeldung um die Welt: bestimmte Haarfärbemittel stehen dringend im Verdacht, Krebs zu erregen und Mißbildungen bei Neugeborenen hervorzurufen. Wie findet man so etwas überhaupt heraus?
Der junge Arzt Bruce N. Ames ist ein besonders guter »Bakterienkenner«. Zusammen mit einigen seiner Kollegen hing er einem alten Traum nach: einen schnellen, sicheren, preiswerten Test zu finden, der anzeigt, dieser

Stoff ist krebserregend, jener nicht. Deutet ein solcher Test auf einen verdächtigen Stoff hin, kann man ihn dann mit den traditionellen, aber langwierigen Tierversuchen auf Herz und Niere prüfen. Ames suchte also nach einem Test, der eine Art Vorauslese gestattete. Dr. Bruce N. Ames ging von der Überlegung aus, daß Krebs dadurch entsteht, daß sich der Zellkern verändert (Mutationstheorie). Mutationen lassen sich an Bakterien besonders gut studieren. Ames sagte sich: wenn eine Substanz bei Bakterien Mutationen hervorruft, wird sie wahrscheinlich auch andere Zellen zur Mutation bringen.

Für seine Studien verwendet Ames Salmonellen, die er vorbehandelt: einmal macht er die Zellmembran, also das die Zelle umgebende Häutchen besonders durchlässig und dann setzt er die Selbstreparaturfähigkeit des geschädigten Zellkerns herab. Chemikalien können also leichter in die Salmonellen eindringen. Und geschädigte Zellkerne können sich nicht mehr so leicht selbst wieder in Ordnung bringen. Wenn Sie sich die Größe beziehungsweise Winzigkeit von Salmonellen vorstellen, dann verstehen Sie sehr wohl, warum Ames zehn Jahre brauchte, bis sein Test zu einer aufsehenerregenden Waffe im Kampf gegen Krebs werden konnte.

Der Rest klingt ganz einfach. Ames gießt in eine Glasschale (Petrischale) Nährstoff für Salmonellen, fügt, um die Vorgänge den Verhältnissen im menschlichen Körper anzugleichen, Leberzellen von Menschen hinzu und gibt die Salmonellen sowie das verdächtige Chemikal hinein. Dann läßt er das Ganze bei 37 Grad Celsius zwei Tage lang stehen, oder wie man in der Fachsprache sagt: er bebrütet es. Bewirkt die zu püfende Chemikalie Mutationen, entstehen Kolonien von Salmonellen. Je mehr Kolonien entstehen, um so verdächtiger ist die Chemikalie. Der Ames-Test sagt also nicht bloß aus, ob eine Substanz Mutationen

bewirkt, sondern auch, wie potent sie ist, Krebs zu erregen. Bevor Dr. Ames mit seiner Methode an die Öffentlichkeit trat, hatte er Salmonellen mit 174 bekannten Krebsstoffen geimpft. 157mal vermehrten sich die Salmonellen: das ist eine stolze Erfolgsrate von 90 Prozent. Von 108 Substanzen, die bisher als harmlos galten, bewirkten 14 Mutationen. Eine der 14 Substanzen war wirklich mit einem krebserregenden Stoff verunreinigt und die anderen 13 könnten krebserregend sein, müssen also im Tierversuch weiter getestet werden. In Japan hatte man jahrelang einen Nahrungsmittelzusatz erlaubt, der sich dann als krebserregend erwies (Furylamid). Wie nicht anders zu erwarten, brachte Furylamid auch im Ames-Test die Salmonellen zum Sprießen.
Inzwischen arbeiten schon über 100 Fachinstitute mit dem Ames-Test, und auch Industrieunternehmen fangen bereits an, Salmonellen mit ihren Produkten zu impfen.

Weitere Fakten und Theorien über Krebsentstehung

Der amerikanische Nobelpreisträger Linus Pauling vermutete die Krebsursache in einem »kranken Molekül« und dachte dabei auch an Entartungen der Gene. In diesem Zusammenhang entstand das Wort vom »Druckfehler« im genetischen Bereich, Druckfehler, die sich von Generation zu Generation vererben können, bevor sie sich einmal bemerkbar machen. Schädliche Strahlen oder Kanzerogene machen dann irgendwann einen solchen Druckfehler publik.
Ein anderer Nobelpreisträger, der Australier Burnett, vermutet, daß erst eine größere Anzahl von mutationsauslösenden Ereignissen zusammenkommen müsse, bevor sich Krebs ausbreitet. Dabei denkt er an die Unterstützung gewisser Hormone. Mit dem Einfluß von Hormonen auf das

Krebsgeschehen beschäftigen sich Wissenschaftler schon über ein halbes Jahrhundert. So entfernte der amerikanische Krebsforscher Loeb Mäusen die Eierstöcke. Und siehe da, diese Mäuse bekamen keinen Brustkrebs, obwohl Brustkrebs bei Mäusen häufig ist. Pflanzte er dagegen jungen Mäuserichen Eierstöcke ein, entwickelten diese bösartige Geschwülste, die sonst bei männlichen Mäusen kaum vorkommen.
Graffi, der Krebspapst der DDR, wiederum fand, daß sich kanzerogene Stoffe im Tierversuch nicht so sehr in den Zellkernen ansammeln, sondern vielmehr in den Mitochondrien. Damit wäre also die Theorie von der Krebsentstehung durch Mutation der Gene falsch? Eine Zeitlang dachte man so, bis andere Wissenschaftler entdeckten, daß auch in den Mitochondrien Nukleinsäuren vorkommen, und zwar die gleichen Nukleinsäuren, aus denen sich die Gene des Zellkerns zusammensetzen.
Wir haben bisher zwei Hauptrichtungen der Entstehungstheorien von Krebs kennengelernt:

1. Krebs entsteht durch Mutationen.
2. Krebs entsteht durch Umweltgifte, von denen die bekanntesten Benzpyren, Arsen, Quecksilber und radioaktive Strahlen sind.

Verschiedene Anhänger der Kanzerogen-Theorien vertreten außerdem noch die Ansicht, daß zu einem Krebsgift oft noch ein zweites, ein sogenanntes Co-Kanzerogen hinzukommen müsse, bevor das Unglück beginnt.
Auch Hormone können bei der Entstehung von Krebs eine Rolle spielen.
Der Hinweis ist unnötig, daß sich die Fachgelehrten immer noch auf ziemlich schwankendem Boden bewegen, wenn sie von den Entstehungsursachen des Krebses sprechen.
Auf Zementboden aber bewegen sich die Wissenschaftler,

wenn sie die Röntgenstrahlen als eine der Ursachen für die Entstehung von bestimmten Krebsarten verantwortlich machen.
Die ersten Opfer der Radioaktivität bestimmter Substanzen wurden Arbeiterinnen in der Uhrenindustrie. Es ist bekannt, daß verschiedene radioaktive Substanzen im Dunkeln leuchten. Was lag da näher, als die Zifferblätter von Uhren mit solchen Chemikalien anzumalen? Mit feinsten Pinseln malten Arbeiterinnen die Ziffern auf die Armbanduhren. Und damit der Pinsel immer schön spitz blieb, zogen sie ihn von Zeit zu Zeit durch die Lippen, bis, ja, bis die ersten Katastrophen auftraten: Zerstörungen der Knochen des Gaumens und der Kiefer.
In der Folge schlug der Strahlenkrebs auch in der Ärzteschaft zu. Dem deutschen Physiker Röntgen verdanken wir die nach ihm benannte Methode der Durchleuchtung. In Unkenntnis der damit verbundenen Gefahren gingen die Ärzte zunächst ziemlich lässig mit dem Wundergerät um, bis sich bei vielen von ihnen Impotenz und krebsartige Blut- und Knochenschäden bemerkbar machten. Bei den Blutschäden denkt man zuallererst an Leukämie.
Eine traurige Bestätigung dieser Tatsache demonstrierten auch die Überlebenden der Atombombenexplosionen von Hiroshima und Nagasaki. Hier wurden, im wahren Sinne des Wortes; auf einen Schlag Unmengen radioaktiver Strahlen frei. Der Rest ist bekannt: unter den Überlebenden von Hiroshima und Nagasaki befinden sich überdurchschnittlich viele Opfer von Leukämie und Knochenkrebs.
Ein letzter trauriger Beweis: Frauen, die vor oder während der Schwangerschaft Röntgenstrahlen ausgesetzt waren, gebaren wesentlich mehr Kinder, die später an Leukämie erkrankten.
Daß starke Sonnenbestrahlung Hautkrebs erzeugen kann,

sei hier nochmals wiederholt. Bösartige Hauttumoren kommen im sonnigen Australien zwanzigmal öfter vor als im nebeligen Großbritannien. Im übrigen, liebe Sonnenanbeterin: so sehr Sie braungebrannt gefallen mögen, die Fettzellen in Ihrer Haut, eine der wichtigsten Voraussetzungen für die Schönheit weiblicher Haut, schmelzen unwiderbringlich unter zu langer und zu intensiver Sonnenbestrahlung ein, und keine noch so teure Fettcreme bringt Ihnen zurück, was Sie einem Kurzzeiteffekt geopfert haben.

Eine andere Theorie über die Entstehung bösartiger Geschwülste macht hierfür Viren verantwortlich.

Verglichen mit Viren sind Bakterien Riesen. Bakterien können immerhin die Größe von einem tausendstel Millimeter erreichen. Ein tausendstel Millimeter heißt Mikron. Virologen aber arbeiten mit dem Millimikron, dem millionsten Teil eines Millimeters.

Das größte Virus, das man bisher gefunden hat, das Pockenvirus, mißt 200 bis 300 Millimikron. Zu den kleineren Viren zählen die Erreger der Kinderlähmung, die es nur auf 20 bis 30 Millimikron bringen.

Ein Zufall wollte es, daß im Jahr 1775 gleich 2 Ereignisse von historischer Bedeutung für die Krebsforschung auftraten: Sir Percival Pott brach sich das Bein und fand Zeit, den Kaminkehrerkrebs (Hodenkrebs) zu beschreiben. Auf der anderen Seite des Ärmelkanals entnahm im selben Jahr der Franzose Bernard Peyrilhe, wie Dr. Pott Chirurg, der Brust einer krebskranken Frau Flüssigkeit und spritzte sie einem Hund unter die Haut. Der Hund erkrankte und bekam an der Injektionsstelle eine schwere Entzündung. Der Diener des französischen Arztes konnte das Leiden des Tieres nicht lange mit ansehen und tötete den Hund. Dr. Bernard Peyrilhe hatte aber genug beobachtet und stellte die These auf: Krebs wird von einem Stoff erzeugt, der Infektionen hervorbringen kann.

Im übrigen, der Begriff »Virus« stammt von dem holländischen Botaniker Beijerninck, der die Wirksamkeit des ersten entdeckten Virus beschrieb, nämlich des Tabakmosaikvirus, das eine Blattfleckenkrankheit hervorrufen kann. Beijerninck hielt den Erreger aber für eine Flüssigkeit. Das war gegen Ende des letzten Jahrhunderts.
Kurz darauf entnahmen Krebsforscher bösartigen Geschwülsten von Hühnern Gewebe, zerkleinerten es, fügten Wasser hinzu und preßten diese Aufschwemmung durch feinste Filter, die jegliche Zelle und jegliches Bakterium zurückhalten konnten. Die auf diese Weise gewonnene Flüssigkeit spritzten sie Küken ein. Eine Anzahl der Tiere wies nach einiger Zeit die gleichen Symptome auf wie die krebskranken Hühner, von denen das Material gewonnen worden war.
Jahrzehnte vergingen, bis die Wissenschaftler herausfanden, was in einem Körper geschieht, wenn er von Viren befallen wird. Das Virus dringt in eine Zelle ein, setzt die Regierung der Zelle (DNS) ab und übernimmt selbst die Macht. Das Virus produziert nun seinerseits Virus-Eiweißstoffe und verändert das normale Zellgeschehen so stark, daß sich die befallene Zelle auflöst und somit eine Portion neuer Viren freigibt. Aber nicht immer, und zumindest nicht immer kampflos. Dringt ein Virus in eine Zelle ein, wehrt sich zunächst einmal die Zelle: sie entwickelt einen Abwehrstoff, das sogenannte Interferon, ein Zellstoffwechselprodukt von Eiweißcharakter. Wenn bestimmte Viren Krebserreger sind und von Viren befallene Zellen sich mit dem Interferon dagegen wehren, können dann Wissenschaftler nicht chemisch Interferon herstellen, sozusagen als Impfstoff oder Medikament gegen krebserzeugende Viren?
Trotz aller Vermutungen und Verdächtigungen konnte aber bisher beim Menschen noch kein einziges Virus als

krebserregend bewiesen werden. »Die Spur ist heiß geworden.« Mehr wagen die Virologen noch nicht zu behaupten. Die Spur ist dort besonders heiß geworden, wo Viren als Entstehungsursache für Leukämie verfolgt werden.
Der Krebsforscher Grace behauptet, er könnte in einem halben Jahr die Frage beantworten, ob Viren beim Menschen Leukämie verursachen oder nicht. Dazu müßte er aber bestimmte Viren Menschen einspritzen . . .
Dagegen ist einhundertprozentig bewiesen, daß man bei Mäusen Leukämie erzeugen kann, wenn man sie mit einem Filtrat impft, das man leukämiekranken Artgenossen entnommen hat. Im übrigen entwickelten sich neben Blutkrebs auch noch sogenannte »solide« Krebse, vor allem in der Milz, aber auch in anderen Organen. Und nicht nur bei Mäusen: Ratten, Meerschweinchen, Hamster und Kaninchen reagierten genauso.
Da lag der Gedanke nahe zu erforschen, wie sich Viren, die Menschen befallen haben, im Körper von Versuchstieren benehmen.
Wer an einer leichten Erkältung leidet, beherbergt eine große Anzahl von Viren in seinem Rachenraum.
Man hat über 30 solcher für uns mehr oder weniger harmloser Viren entdeckt. Was beim Menschen einen leichten Schnupfen verursacht, kann aber für das eine oder andere Tier Tod bedeuten. So impften Dr. John Trentin von der texanischen Universität Houston Hamster mit solchen aus dem menschlichen Rachen gewonnenen Viren und erzeugten Krebs.
Im übrigen, Abwehrstoffe gegen diese Viren konnten bei etwa 70% aller Erwachsenen gefunden werden, was beweist, daß sie schon wenigstens einmal mit solchen Viren befallen gewesen waren. Da hakten sofort andere Wissenschaftler ein und sagten: kommt ein Virus beim Menschen

als Krebserreger in Frage, kann der erste Kontakt bereits im Mutterleib oder in früher Jugend stattfinden und vielleicht ein zusätzliches Gen entstehen lassen, das sich erst nach Jahrzehnten und unter besonderen Umständen unangenehm bemerkbar macht.
Gegner der Virustheorie wenden gern ein: bei Mäusen und Hamstern mag die Entstehung von Krebs mittels Viren ja möglich sein. Aber beim Menschen? Man kann doch nicht eine Maus mit einem Menschen vergleichen . . .
Diesen Gegnern der Virustheorie schwammen die Felle weg, als es englischen Forschern gelang, einen beim Menschen vorkommenden Krebs auf einen Affen zu übertragen. Und da wir Menschen mit Affen wesentlich mehr gemeinsam haben als mit Hamstern oder Mäusen, dauerte es auch zwei Jahre, bis sich bei dem Affen die ersten Krebszeichen meldeten (Kieferkrebs beim Menschen – Kieferkrebs beim Tier). Ein weiterer Beweis spricht also dafür, daß beim Menschen Jahre und Jahrzehnte vergehen, bis aus dem ersten Kontakt mit dem Krebsauslöser der bösartige Tumor entsteht.
Um die Angelegenheit noch komplizierter zu machen, entdeckten britische Forscher Lebewesen, die zwischen Bakterien und Viren stehen und noch komplizierter gebaut sind als Viren. Diese sogenannten Mykoplasmen wurden bei Leukämiekranken gefunden, nicht aber in soliden Tumoren. Jedenfalls ist durch diese Entdeckung die Krebsforschung um eine Variante reicher und – verwirrender geworden.
Verwirrend umfangreich ist sie bestimmt schon immer gewesen. Verwirrend ist schließlich auch die Tatsache, daß sich ein Krebsvirus von den anderen Viren nicht unterscheidet. Die eindrucksvollste Eigenschaft der Krebsviren, so stöhnte Dr. Maurice Hillemann, ist ihre »Gewöhnlichkeit«.

Immunitätsdefekte

»Freiwillige an die Krebsfront!« So lautete eines Tages eine Aufforderung im Colombusgefängnis des nordamerikanischen Staates Ohio. Fast einhundert Insassen meldeten sich, obwohl ihnen keine Vergünstigungen versprochen worden waren für den Fall, daß sie sich mit Krebszellen impfen ließen.
Dringen körperfremde Stoffe, sogenannte Antigene in uns ein, zum Beispiel Bakterien, Viren oder anderes artfremdes Eiweiß, dann reagiert unser Organismus mit der Bildung von Gegenstoffen, den Antikörpern. Diese Antikörper sind normalerweise in der Lage, die körperfremden Stoffe unschädlich zu machen. Zu den Hauptstreitkräften im Kampf gegen Eindringlinge zählen vor allem noch die Phagozyten. Phagozyten sind Freßzellen, die sich auf die Fremdstoffe stürzen und sie, würdig ihres Namens, verschlingen.
Es war naheliegend, daß Krebsforscher in den Zellen von Tumoren Antikörper suchten. Es wäre zu schön gewesen, hätten sie typische Krebsantikörper gefunden. Dann wäre der Weg zu einem Impfstoff gegen Krebs nicht mehr weit gewesen. Man hätte Tieren Krebszellen injiziert und gewartet, bis sich in deren Organismus Antikörper gebildet haben (so gewinnt man Impfseren). Die Menschheit wäre im Besitz von Krebsimpfstoff gewesen.
Nun, ganz hoffnungslos sind die Krebsforscher in dieser Hinsicht noch nicht: eine Anzahl von Versuchen läßt den Schluß zu, daß wahrscheinlich gegen jede Krebsart andere Antikörper nötig sind. Jeder Mensch müßte also über einige Dutzend verschiedener Krebsabwehrsysteme verfügen.
Nun, was ließen die Gefangenen vom Columbusgefängnis über sich ergehen? Sie entblößten einen Oberarm und erhielten pro Nase etwa dreieinhalb Millionen Krebszellen.

Spannende Tage und Wochen folgten – nicht nur für diese menschlichen Versuchskaninchen. Zunächst passierte gar nichts. Dann bildeten sich an den Einstichstellen Entzündungen, schließlich Knötchen. Die Wissenschaftler legten Gewebe aus diesen Knötchen unters Mikroskop: entzündete Zellen, aber sie zeigten an, daß sie sich im Zustand der Auflösung befanden. Im übrigen, die Krebsforscher entdeckten kranke Zellen auch in anderen Körperteilen der Gefangenen. Nach etwa drei Wochen verschwanden aber die Knötchen und blieben verschwunden. Es fanden sich keine Krebszellen mehr.

Mit aller Vorsicht setzten die Wissenschaftler ihre Experimente fort. Spritzten sie Krebszellen zum Beispiel in den Organismus von schwer Tumorkranken, vermochte sich der Körper nicht mehr dagegen zu wehren. Bekamen aber Patienten, deren Krebsleiden erst am Anfang stand, Krebszellen geimpft, wurde er damit noch fertig. Ihr Abwehrsystem gegen Krebszellen war also noch in Ordnung.

Bei frisch an Krebs Operierten schwimmen oft Millionen von Krebszellen im Blut, ohne daß es zur Bildung von Metastasen kommt. In diesen Fällen scheint das Abwehrsystem des betreffenden Menschen noch intakt zu sein.

Die Schlußfolgerungen aus solchen Beobachtungen wurden von den Wissenschaftlern eines führenden US-Krebsforschungszentrums so formuliert:

1. Krebszellen unterscheiden sich von normalen Zellen, wenngleich oft nur sehr gering.
2. Der gesunde Organismus kann sie erkennen und entsprechende Abwehrreaktionen durchführen.
3. Bei Krebskranken fehlt unter Umständen diese Abwehrfähigkeit.
4. »Worin der Defekt besteht, ist freilich noch unbekannt.«

Krebspsyche

Die Frage lautet: Können psychische Einflüsse die Entstehung von Krebs begünstigen?
Obgleich diese Frage noch nicht allzu lange erforscht worden ist, sprechen viele Tatsachen dafür. So lieferte Dr. Arthur Schmale von der Universität Rochester aufschlußreiches Zahlenmaterial: Menschen, die sich vereinsamt fühlen, etwa durch den Verlust ihres Partners oder ihrer Partnerin, erkranken häufiger an Krebs.
Andere Forscher stellten fest: unter an Lungenkrebs erkrankten Patienten, fanden sie viele, die ihre aufgestauten Gefühle schwer abreagieren konnten. Ein Arzt vermutet, daß die Gewißheit des Rauchers, sein Laster könne mit einem Lungenkrebs enden, einen psychischen Überdruck erzeugt, der schließlich Krebs entwickeln hilft.
Bei 25% von an Lungenkrebs Erkrankten entdeckte eine Forschergruppe Magen- oder Zwölffingerdarmgeschwüre in der Vorgeschichte, wobei bekannt ist, daß häufig Magen- oder Zwölffingerdarmgeschwüre psychisch überlagert sind. Und jüngst erst charakterisierte die American Psychological Association den »typischen« Krebspatienten als starr, autoritär, in sich gekehrt mit starken sexuellen und aggressiven Konflikten. Auch in dieser Untersuchung ist davon die Rede, daß der Krebspatient seine Gefühle unterdrückt und verbirgt.
Der jugoslawische Medizinprofessor Jurai Körbler veröffentlichte 1975 eine Arbeit, die er »Psychosomatische Krebsschäden« überschrieb. Aus dem großen, dort zusammengetragenen Material zieht er folgende Schlüsse:

1. Die meisten Krebskranken erlitten vor ihrer Erkrankung schwere psychische Störungen.
2. Krebs tritt in jenen Kulturen am häufigsten auf, welche den Gefühlsäußerungen ihrer Mitglieder die größten Hemmnisse auferlegen.

3. Wissen Krebskranke über die Art ihres Leidens nicht Bescheid, leben sie oft noch Jahre lang mit nur geringen Beschwerden. Erfahren sie aber Klarheit über ihren Zustand, sterben sie meist in überraschend kurzer Zeit.

Einblick in ein großes Forschungsmaterial ließen den Heidelberger Prof. Hans Schaefer sagen: »Die Krebsentstehung durch Streß ist naturwissenschaftlich exakt bewiesen.«
Auch bei Tieren wurden Zusammenhänge zwischen psychischer Belastung und Krebs gefunden. Wissenschaftler vom nordamerikanischen Krebsinstitut verpaßten Mäusen »Einzelhaft«, das heißt, sie hielten sie einzeln in Käfigen. Obwohl dadurch die Gefahr der Ansteckung durch Viren verringert wurde, entwickelten die vereinsamten Kreaturen häufiger und früher Brustkrebs. Mußten Versuchstiere besondere Belastungen ertragen, zum Beispiel Hitze oder Operationen, dann erwiesen sie sich ebenfalls empfänglicher für Krebs.
Es ist bekannt, daß psychischer Druck Einfluß auf unseren Hormonhaushalt hat. Vor allem die Nebennieren, die Schilddrüse, aber auch die Hoden beziehungsweise die Eierstöcke reagieren auf Streß. Daß sehr ernsthafte Forscher Hormone mit der Entstehung von Krebs in Zusammenhang bringen, haben wir gehört. Und zwar nicht nur eine Überproduktion gewisser Hormone, sondern auch eine Unterproduktion, mit einem Wort: ein »chronisch schlecht funktionierendes Hormonsystem« wie es Ernst Bäumler in: »Das maßlose Molekül« nennt.
Nicht nur das, was ist, auch das, was ich mir nur vorstelle, kann sich körperlich auswirken. Ein ganz simples Beispiel. Sie beißen in eine Zitrone. Was passiert? Ihre Speicheldrüsen sondern mehr Speichel ab. Nun stellen Sie sich recht lebhaft vor, Sie sind durstig und beißen in eine Zitrone.

Was passiert? Ihnen rinnt das Wasser im Mund zusammen. Wirklichkeit und Vorstellung haben also das gleiche erzeugt.
Daß Vorstellung nicht nur krank, daß Vorstellung auch gesund machen kann, das beweist sich täglich in jeder Arztpraxis ein paarmal. Auf Krebskranke wandte diese Erkenntnis erst kürzlich der nordamerikanische Tumorforscher Dr. Carl Simonton an – mit ungewöhnlichem Erfolg.
Vor 100 Jahren verband sich mit dem Namen Fort Worth die Vorstellung von Rinderherden, schweren Jungens und leichten Mädchen, von Cowboys, Kartenhaien, Syphilis und Gonorrhoe. Heute verbindet sich mit dem Namen dieser texanischen Stadt Hoffnung für Millionen Krebskranke.
Mit 17 Jahren litt der heutige Dr. Carl Simonton nachgewiesenermaßen an Krebs. Aber er gab nicht auf. Er wollte leben – so wie Millionen Krebskranker. Sein Lebenswille unterstützte ihn entscheidend zu überleben. Und er überlebte – zum Staunen seiner Ärzte. Er wurde Arzt, genauer gesagt Röntgenologe, also Fachmann für Krebsbestrahlungen. Wer selbst einmal Krebs gehabt hat, bekommt für seine Leidensgenossen einen besonders fein reagierenden Kompaß. Dr. Simonton entwickelte eine Behandlungsmethode, die den Lebenswillen der Krebskranken stärkt. Statt ihnen zu sagen: »Sie haben noch zwei bis drei Jahre Lebenszeit«, weckte er ihren Abwehrwillen gegen die Krankheit.
»Nicht jede Frau, die geschieden wird, entwickelt Krebs. Nicht jeder Mann, der pensioniert wird, erkrankt. Nicht jeder unglücklich Verheiratete fängt an zu leiden ... Der Unterschied liegt nicht in der Belastung, sondern in der Reaktion darauf.«
Es gibt Menschen, die in ein Erdbeben verwickelt werden, Tausende von Toten sehen, selbst nur um Haaresbreite

dem Untergang entkommen, und die dennoch nichts davon tragen außer einigen makabren Erinnerungen. Andere Menschen werden vom Anblick eines Sonnenuntergangs am Meer, von einer Gebirgslandschaft mehr erschüttert als vom Stöhnen unschuldig Sterbender ...
Nicht die Wirklichkeit, sondern die persönliche Reaktion darauf ist entscheidend.
In vielen Gesprächen mit Kranken fand Dr. Simonton heraus, daß dem Krebs sehr oft ein innerer Zusammenbruch vorausgegangen war.
Da suchte ihn eines Tages ein Mann Anfang 60 mit ziemlich fortgeschrittenem Kehlkopfkrebs auf. Der Doktor, der ihn zum Röntgenarzt Simonton schickte, hatte bereits jede Hoffnung aufgegeben. Dr. Simonton bestrahlte den Todgeweihten, aber er tat noch mehr. Er analysierte das Leben seines Patienten. Dabei fand er heraus: Der Kranke wollte gar nicht mehr leben. Er fühlte sich als Gescheiterter sowohl in seinem Beruf als in seiner Familie.
Dr. Simonton machte dies seinem Patienten klar und brachte ihm Selbsthypnose bei. Er lehrte ihn, sich folgendes vorzustellen:

1. Wie die Röntgenstrahlen die Krebszellen zerstörten.
2. Wie die weißen Blutkörperchen mit den kranken Zellen aufräumten.
3. Wie sein Körper stark genug wurde und den Tumor überwand.

Dreimal am Tag mußte sich der Patient dies in Selbstsuggestion vorstellen. Dr. Simonton präsentierte 1974 seine Röntgenbilder auf einem Kongreß in Florida: ab der achten Behandlungswoche war die Krebsgeschwulst wesentlich verkleinert.
Dr. Simonton ließ es natürlich nicht bei einem einzigen Fall bewenden. Inzwischen hat er bei mehreren hundert Pa-

tienten mit seiner Methode den Krebs zum Verschwinden gebracht.
Von 55 Patienten, die als unheilbar galten und denen Fachleute weniger als ein Jahr Lebenserwartung gegeben hatten, starben 12 nach einer Behandlungsdauer von durchschnittlich 17,8 Monaten. Die anderen (fast 80%) überlebten.*
In seiner langjährigen Praxis fand Dr. Simonton, daß Bestrahlung, Operation oder medikamentöse Behandlung der Krebsgeschwulst nicht allein genügen: der wichtigste Heilungsfaktor ist der Kranke selber. Hier begehen viele Ärzte einen grundlegenden Fehler. Dr. Simonton:
»Viele Ärzte ahnen nicht, daß ihre eigenen Gedanken dem Patienten nicht verborgen bleiben und ihm, wenn sie pessimistisch sind, den letzten Funken Hoffnung, die letzten Abwehrkräfte rauben.«
In den USA gingen viele Ärzte auf Dr. Simontons Anregungen ein und fanden heraus, daß folgende Lebensabschnitte die Gefahr einer Krebserkrankung besonders häufig in sich tragen:

1. im ersten Lebensjahr, wenn der Mensch eine liebevolle Bezugsperson besonders nötig hat;
2. um das sechste Lebensjahr, wenn das Kind dem Schulstreß ausgesetzt wird;
3. zur Zeit der beginnenden Pubertät;
4. mit Eintritt ins Berufsleben;
5. zur Zeit des weiblichen und männlichen Klimakteriums (40. bis 55. Lebensjahr);
6. zur Zeit der Pensionierung;
7. bei stark fühlbaren Alterungsprozessen.

*Mehr über die Technik der Selbsthypnose, welche Dr. Simonton anwendet, finden Sie in meinem Buch »Selbsthilfe durch Selbsthypnose«, Econ Verlag.

Als verantwortungsbewußter Arzt wendet Dr. Simonton in seiner Krebsklinik verschiedene Therapien an:
Operation, Bestrahlung, Medikamente – je nach den Notwendigkeiten des Einzelfalls. Jeder Patient aber erhält ein und dieselbe »Arznei«: ein Fünf-Minuten-Denktraining in Selbsthypnose, das mit der Vision seiner Heilung endet. Der Kranke stärkt sich mit Worten, die den Krebs besiegen können und es schon oft getan haben.

Zu denken gibt in diesem Zusammenhang eine Feststellung von Professor Kirchhoff (Universitätsklinik Göttingen): die Überlebenschancen von Krebskranken der sogenannten »besseren Kreise« sind 15 bis 20% besser.
Haben Angehörige gehobener Einkommensschichten mehr Willen oder eine größere seelische Belastbarkeit? Kümmern sich ihre Verwandten besser um sie? Finden sie bei ihnen mehr Zuspruch und seelisch-geistige Unterstützung?
Zwei Beispiele aus der Praxis des jugoslawischen Professors Juraj Körbler: Bei einer Patientin, die in einer wenig harmonischen Ehe lebt, wird Krebs festgestellt. Während ihres Krankenhaus- und anschließenden Kuraufenthalts besucht ihr Mann sie kaum. Man hat den Eindruck, er erfüllt mit seinen Besuchen eine Art Pflicht. Die Frau erliegt früher ihrem Leiden, als die Ärzte vorausgesehen haben.
Eine Frau mit einer vergleichbaren Krankheit wird täglich von ihrem Mann besucht. Ihre Kinder kommen und gehen. Man hat als Beobachter gar nicht den Eindruck, daß es sich hier um eine Todkranke handelt. Ihre Angehörigen schmieden Pläne für die Zukunft, die zum Ziele haben, die Mutter wieder in die Familie einzugliedern. Diese Frau überlebte um Jahre die Frist, die ihr die Ärzte gegeben hatten.

Wer als Arzt, Psychologe oder Hypnotherapeut die Macht des Unbewußten kennt, muß merken, daß auch die Psyche des Menschen eine nicht zu unterschätzende Rolle bei der Entstehung vieler Krebsarten spielt. Es ist kein Geheimnis: wir erkaufen uns unseren Lebensstandard mit großen seelischen Belastungen und das einmal Erreichte zu erhalten, verursacht dann oft noch mehr Streß. Nichts charakterisiert die Situation besser als die Unmenge von Beruhigungsmitteln, die täglich geschluckt werden.
Es ist nicht von der Hand zu weisen, daß eine der Ursachen für die Zunahme des Krebses in der psychischen Belastung des modernen Zivilisationsmenschen liegt. Eine um so größere Bedeutung gewinnen dann Methoden, die dem Menschen eine psychische Umkehr ermöglichen, Methoden also, die ihm erlauben, sich aus dem Betrieb und Trubel des Alltags wenigstens für einige Minuten auf eine seelisch-geistige Insel der Ruhe und des Friedens zurückzuziehen, dorthin, wo er ganz Herr seiner selbst ist und sich kein negativer Gedanke melden kann. Viele Menschen betreiben heute deshalb Methoden wie das Autogene Training, Selbsthypnose oder Meditation. Alle diese Selbsthilfen werden in gut lesbaren Ratgebern im Buchhandel angeboten.

Krebsphobie

Eines Tages betritt ein Studienrat das Sprechzimmer eines Psychologen. Er schließt die Tür nicht mit der Hand, sondern mit der Schulter. Als der Arzt ihn mit einem Händedruck begrüßen will, versteckt er seine Finger hinter dem Rücken. Bakterienphobie. Der arme Mann, ein sehr qualifizierter Pädagoge, kann nichts berühren, was andere Menschen vor ihm häufig angefaßt haben: Türklinken und Geld.

Phobie ist Zwangsangst, ein grundloses Angstgefühl, das oft zu bestimmten Handlungen oder Unterlassungen zwingt.
Gar nicht so ungewöhnlich auch der Fall eines anderen Patienten: 45 Jahre alt, von Beruf Verkehrsschutzmann, obendrein ein starker Raucher, er hatte in einer Zeitschrift gelesen, daß Verkehrsschutzleute besonders von Lungenkrebs bedroht sind, weil sie die Abgase der Autos einatmen müssen. Der Mann fürchtete, Speiseröhrenkrebs zu haben, obwohl ihm fünf Ärzte bestätigt hatten, daß keine Anzeichen dafür vorlägen. Trotzdem magerte er innerhalb weniger Monate um 15 Pfund ab. Er konnte seinen Dienst nicht mehr versehen. Der Geruch von Autoabgasen verdarb ihm jeglichen Appetit. Schließlich stellten sich auch Schluckbeschwerden ein, für die sich kein anderer als ein psychischer Grund fand. Er brachte keinen Bissen mehr hinunter. In diesem Zustand kam er zu einem Heilpraktiker, weil ihm ein Arzt empfohlen hatte, es mit Hypnose beziehungsweise mit Selbsthypnose zu versuchen.
Der Patient war leicht zu hypnotisieren. Immer wieder wurde ihm suggeriert, daß er keinen Speiseröhrenkrebs haben könne. Während der dritten Behandlung bekam er ein Stück von einer altbackenen Semmel gereicht mit der Aufforderung, es zu essen. Ohne jegliche Mühe passierte das Brot seine Speiseröhre. Also kein Hindernis in der Speiseröhre.
Diese Demonstration stellte den Wendepunkt dar. Der Patient fing nun an, selber an einem Speiseröhrenkrebs zu zweifeln. Er versetzte sich zu Hause zweimal am Tag in Selbsthypnose und suggerierte sich: »Wenn ich in Hypnose essen kann, dann ist meine Speiseröhre in Ordnung. Ich habe also keinen Krebs in der Speiseröhre. Meine Speiseröhre interessiert mich nicht mehr.«
Es dauerte nicht lange, bis der Schutzmann wieder Gewicht ansetzte.

Der amerikanische Hypnotherapeut Dr. Furst erzählt einen Fall, der um so interessanter ist, weil sein Patient selber Arzt war. Der Arzt hatte eine Operationswunde, die nicht heilen wollte. Fest war er davon überzeugt, Krebs zu haben. Als Dr. Furst ihn in Hypnose versetzen wollte, sprang der Doktor auf und sagte: »So was hilft bei mir nicht.«

Da ließ sich Dr. Furst etwas anderes einfallen. Er zog seinen Kollegen zu einer Hypnosebehandlung eines anderen Falles hinzu. Dr. Furst hypnotisierte den Patienten und bat den Arzt, den Puls des Hypnotisierten zu zählen, wobei Dr. Furst durch Suggestionen den Puls des Patienten beschleunigte und verlangsamte. Dieses Erlebnis beeindruckte den Skeptiker sehr. Nun glaubte der Arzt an Hypnose.

Wochen vergingen, und Dr. Furst hörte nichts mehr von seinem Kollegen, der sich krebskrank gefühlt hatte. Dann traf er ihn zufällig auf der Straße und erfuhr folgende Geschichte: Der Arzt hatte einen anderen Hypnotiseur aufgesucht, der ihm in Hypnose erklärt hatte: »Sie sind selber Arzt, Sie wissen, was das Beste für Sie ist. Und was das Beste für Sie ist, werden Sie tun.«

Nach der Sitzung kam dem Arzt plötzlich eine Inspiration. Bisher hatte er seine Wunde nur mit Mitteln behandelt, welche die Blutgerinnung herabsetzten. Wie ein Blitz schoß es ihm nun durch den Kopf: Dein Kapillarsystem leidet unter Vitaminmangel. Er nahm einige massive Dosen, und siehe, sein Zustand verbesserte sich schnell.

Ein anderer Fall handelt von einer Sprechstundenhilfe. Sie schrieb nur höchst unwillig Krankengeschichten nieder. Eines Tages war sie fest überzeugt, auch Krebs zu haben. Sie suchte mehrere Spezialisten auf. Keiner fand etwas, weil sie nicht an Krebs erkrankt war. Der Grund für ihre

Phobie lag in ihrer Lebensgeschichte: der Vater war an Krebs gestorben. Als sie zu einer Tante zog, lag deren Mann im Sterben – Lungenkrebs. Nur durch eine Holzwand von ihm getrennt, erlebte sie die letzten Nächte des Kranken. Sie heiratete. Kurz darauf mußte sie sich einen Eierstock entfernen lassen. Es dauerte nicht lange, bis sich ihr Schwiegervater mit Leberkrebs ins Bett legte. Sie pflegte ihn bis zu seinem letzten Tag. Und nun glaubte sie, selber Krebs zu haben, einmal Brustkrebs, dann einen Eileitertumor, vielleicht auch etwas an der Gebärmutter. Obwohl sie mehrere Kinder hatte, wollte sie mit dem Leben Schluß machen.

So sehr vor Lässigkeit und »Vogel-Strauß-Politik« in Fragen Krebsvorbeugung zu warnen ist, genauso ist zu warnen vor einer zu intensiven Beschäftigung mit dem Thema Krebs.
Nach der Lektüre dieses Buches kennen Sie die Frühsymptome der häufigsten Krebserkrankungen. Sie werden aber auch einiges über Vorbeugungsmaßnahmen erfahren. Sie sollen diese Kenntnisse stets parat haben, aber unter keinen Umständen sollen Sie immer daran denken.

Treffpunkt der Theorien

Ganz gleichgültig, welche Ursache für die Entstehung des Krebses wahrscheinlich klingt: allen Theorien ist eines gemeinsam: Wir alle nehmen krebserzeugende Gifte zu uns, aber nur ein geringer Prozentsatz von uns entwickelt Krebs.
Viren sind allgegenwärtig, aber nur einige Menschen erkranken daran.
Wir alle sind einer gewissen Radioaktivität ausgesetzt, aber nicht alle sterben an dadurch verursachten Schäden.

Auch Nichtraucher können einen Krebs der Atemwege bekommen.

Es müssen also wahrscheinlich mehrere Faktoren zusammen kommen, damit mutierte Zellen, Umweltgifte, krebserregende Viren oder Mykoplasmen bösartige Geschwülste hervorrufen können.

Dr. Ludvik Gross, ein aus Polen nach den USA ausgewanderter Krebsforscher mit größten Verdiensten, sagte als Virologe das, was wahrscheinlich auch die Anhänger der anderen Krebsentstehungstheorien von ihren Ansichten behaupten würden: »Vermutlich erkrankt nur ein kleiner Prozentsatz von Menschen, die unter Umständen mit Krebs erregenden Viren infiziert sind. Die übrigen leben sozusagen mit einer Zeitbombe in der Tasche.«

Kurpfuscher

Vor einiger Zeit fragte ein Meinungsforscher in den USA, welche Schlagzeile in einer Zeitung die größte Aufmerksamkeit erregen würde. Nicht wenige Journalisten stimmten überein, daß folgende Nachricht das größte Aufsehen erregen könnte: »Das sichere Krebsmittel gefunden.«
Der Wunsch der Menschen, daß die Wissenschaftler dem Krebs endlich auf die Spur kommen; der Wunsch, daß mehr für Krebsforschung getan wird; der Wunsch schließlich, daß der Krebs seine Schrecken verliert, all dies zusammen ist nicht nur ein häufiger Gesprächsstoff, es ist das Anliegen von Millionen Menschen.
Die Seelennot des Kranken, wenn die Diagnose »Krebs« einmal gefallen ist, treibt manchmal den Vernünftigsten dem Kurpfuscher in die Arme.
Zum Glück ist es in zivilisierten Ländern verboten, irgendwelche Geheimmittel zur Behandlung von Krebs anzuprei-

sen oder zu verkaufen. Jedes neue Arzneimittel muß von der betreffenden Gesundheitsbehörde registriert werden. Bis es zu einer Registrierung kommt, wird das Medikament von Fachleuten darauf geprüft, ob es das hält, was es verspricht.

Während Krebsforscher, deren Wissen auf diesem Gebiet so groß ist, daß sie dafür den Nobelpreis erhielten, offen und ehrlich zugeben, daß wir noch viel zuwenig über Krebs wissen, weiß der Kurpfuscher meist alles. Dies bedeutet nicht, daß er immer ein Betrüger sein muß. Meist ist er ein Irrer, aber ein sehr gefährlicher. Und einige von ihnen haben sogar Erfolge. Entweder war es gar kein Krebs oder der Kurpfuscher hatte den Krebs seinen Patienten nur eingeredet. Dann ist natürlich eine Wunderheilung recht einleuchtend und wahrscheinlich. Oder der Kranke, der an den ärztlichen Maßnahmen verzweifelt, sucht den Kurpfuscher auf – und siehe da, dessen Handauflegen oder »Impfen gegen Krebs« hilft. Warum? In Wirklichkeit handelt es sich um Spätwirkungen der ärztlichen Therapie. Gerade die günstige Auswirkung der Strahlentherapie kann manchmal längere Zeit auf sich warten lassen. Wer war dann der Heiler? Natürlich der Kurpfuscher! Ein Teil der gelegentlich vernommenen Krebsheilungen durch Kurpfuscher mag auch daher kommen, daß er den Patienten psychisch stützt, so wie dies Dr. Simonton tut, nur eben mit dem einen entscheidenden Unterschied: Dr. Simonton und ähnlich arbeitende Ärzte setzen »Worte gegen den Krebs« zusätzlich zu all den anderen Behandlungsmöglichkeiten ein (Operation, Bestrahlung, Medikamente).

Wenn Sie also auch nur den geringsten Verdacht haben, gehen Sie zum Arzt. Er wird Sie zum Facharzt oder ins Krankenhaus überweisen. Meiden Sie jeden, der über Krebs alles weiß oder der seine sichere »Geheimmethode« hat. Stellen Sie sich bitte vor, wie viele Millionen Mark eine

große pharmazeutische Firma bereit wäre zu zahlen, wenn ihr jemand das Krebsmittel verraten könnte.
Genauso schlimm wie sich einem Kurpfuscher anzuvertrauen ist es auch, sein eigener Kurpfuscher zu werden, zum Beispiel Hundefett bei Lungenkrebs zu essen oder mit Breiumschlägen den »Krebs herauszuholen«.
Einem Hirngespinst gleich kommt auch der Glaube an Selbstheilung. Darüber gibt es eine aufschlußreiche Statistik aus den USA: Bei 2,5 Millionen Krebsfällen wurden 117 Patienten ermittelt, bei denen Krebs nachgewiesen war, die sich aber nicht behandeln ließen. 117 zu 2 500 000. Und bei allen diesen 117 Patienten vermutet Professor Werner Zabel das gleichzeitige Auftreten hohen Fiebers, was den Krebs unter Umständen zurückdrängen kann. An Wunderheilungen bei Krebs zu glauben, ist also barer Unsinn.

VIII. Das Krebsvokabular

Wir haben bisher immer nur von »Krebs« gesprochen. Bevor wir uns nun den einzelnen Krebsarten zuwenden, müssen wir kurz auf einige Unterscheidungsmerkmale hinweisen, die der Mediziner macht. *Beachten Sie aber bitte, daß sich einige Ausdrücke, die Sie im folgenden finden werden, auch auf gutartige Tumoren beziehen können.*

A. Karzinome: Sie entwickeln sich im Oberflächengewebe eines Organs (z. B. Haut, verschiedenen Membranen, Drüsengewebe). Deswegen heißen sie auch epitheliale Geschwüre. Sind sie bösartig, nennen wir sie Karzinome. Die beiden Unterabteilungen sind: Papillom (entstanden aus Deckepithel) und Adenom (entstanden aus Drüsenepithel).

B. Sarkome: Sie entwickeln sich im Bindegewebe zum Beispiel in Knochen, Muskeln.
Je nach der Art des Gewebes, in dem Tumoren entstehen, unterscheiden wir:

1. Fibrom (Bindegewebe)
2. Myom (Muskelgewebe)
3. Lipom (Fettgewebe)
4. Chondrom (Knorpelgewebe)
5. Osteom (Knochengewebe)
6. Angiom (Gefäßgewebe)
7. Lymphoblastom oder Myeloblastom (blutbildendes Gewebe)

8. Melanom (pigmentbildendes Gewebe)
9. Neurinom (Nervengewebe)
10. Gliom (Sammelname für alle Geschwülste des Gehirns aus Stützsubstanz des Zentralnervensystems)

Es gibt aber auch Mischformen von Tumoren, sogenannte »Mischgeschwulste« (Teratome). Ein Teratom kann Zellen aus den verschiensten Organen enthalten. Man hat Teratome analysiert, die aus Knochen, Knorpel, Haut, Haaren, ja sogar aus Zahnbildungselementen bestanden.

IX. Krebsfibel in alphabetischer Reihenfolge

Auge

Geschlechtsverteilung: Männer zu Frauen wie 1:1.
1. Das Netzhautgliom: Diese Krankheit befällt fast nur Kinder bis zum Alter von vier Jahren. Das Netzhautgliom ist eine der ganz wenigen vererbbaren Krebsarten. Jedoch kann sie auch ohne jegliche Vorgeschichte in einer Familie auftreten. Wird ein krankes Kind von einem Gliom geheilt – und die Heilungsaussichten sind sehr gut –, vermag diese Krankheit bei dessen Kindern wieder aufzutreten.
Meist wird nur ein Auge befallen. Die ersten Anzeichen sind Pupillenerweiterung, so daß beide Pupillen ungleich groß werden. Das Auge glänzt wie eine Perle: der weiße Schimmer des Auges ist die Geschwulst, die durch die erweiterte Pupille glänzt.
2. Das Aderhautsarkom: Es tritt vor allem im Alter zwischen 20 bis 40 Jahren auf und macht sich dadurch bemerkbar, daß man immer schlechter sieht. Wer anfängt, schlechter zu sehen, sollte auf jeden Fall – und nicht nur wegen der Angst vor einem Aderhautsarkom – zum Augenarzt gehen.
3. Melanom der Bindehaut oder der Iris: Im Auge tritt ein sichtbarer brauner Fleck auf, der sich immer mehr vergrößert.

Frühzeichen: alle drei Arten des Augenkrebs sind sehr leicht zu erkennen, und wie immer: beim geringsten Verdacht ab zum Arzt!

Vorbeugung: besondere Achtsamkeit bei Netzhautgliom in der Familie

Bauchspeicheldrüse

Geschlechtsverteilung: Frauen zu Männer wie 2:1
Alter: 40 bis 60 Jahre
Frühzeichen: Magen-Darmbeschwerden, Luft- und Gasansammlung im Darm beziehungsweise in der freien Bauchhöhle, Durchfall, Gewichtsverlust. Die Beschwerden können sich wie ein Gürtel um den Leib bemerkbar machen, sie können aber auch etwa eine Handbreit unter dem linken Schulterblatt auftreten.
Vorbeugung: geeignete Maßnahmen sind unbekannt

Blase

Geschlechtsverteilung: Männer zu Frauen 3:1
Alter: 50 bis 70 Jahre
Frühzeichen: Blut im Urin, Schmerz in der Blasengegend, manchmal auch Harndrang und Krämpfe, die unabhängig vom Urinieren auftreten können.

Vorbeugung:
1. Blasenkrebs tritt häufiger bei Rauchern als bei Nichtrauchern auf. Also ein Grund mehr, nicht zu rauchen!
2. Häufige betriebsärztliche Untersuchungen von Menschen, die in der Anilinproduktion arbeiten. Blonde sind mehr gefährdet.
3. In der Blase können meist gutartige warzenfömige Gebilde auftreten, sogenannte Papillome. Stellt der Urologe solche Papillome fest, wird er Sie laufend untersuchen, um der Gefahr vorzubeugen, daß diese Papillome bösartig werden.

Blut

Geschlechtsverteilung: Männer zu Frauen im allgemeinen 2:1.
Die drei wichtigsten bösartigen Krankheiten des Blutes (Leukämie, Hodgkinsche Krankheit, auch Lymphogranulomatosis genannt, und das Lymphosarkom) unterscheiden sich von anderen Krebsarten durch folgendes: sie scheinen nicht an einer bestimmten Stelle zu entstehen, sondern das ganze Blutbildungssystem zu befallen. Dieses blutbildende System besteht vor allem aus dem Knochenmark, den Lymphknoten, der Milz und lymphknotenähnlichen Gebilden wie zum Beispiel den Mandeln.

a) Leukämie: bei dieser Erkrankung bildet der Körper zu viele weiße Blutzellen, die dann oft nicht ausreifen. Die übermäßige Produktion von weißen Zellen stört die Bildung von Blutplättchen, deren Mangel Blutungsneigung hervorruft (Nasenbluten, dunkler Stuhl als Folge von Darmblutungen oder Blutungen in der Haut mit kleinen, runden Flecken von hellrosa bis dunkelrot). Auch Zahnfleischbluten tritt auf. Manchmal sind von den Blutungen die Augen und die Mundschleimhaut betroffen. Schwellungen der Lymphknoten und/oder der Milz sind typisch.
Der Patient fühlt sich meist matt und sieht blaß aus. Im übrigen, gerade in der Behandlung der Leukämie wurden in den letzten Jahren große, lebensverlängernde Fortschritte erzielt. Die spektakulärsten Fälle dürften wohl die von Professor Mathé, Paris, sein, der einem 27jährigen Arzt etwa 4 Pfund Knochenmark übertrug, das die Eltern und Geschwister des Erkrankten gespendet hatten. Nach einiger Zeit fand sich im Blut des Arztes keine Leukämiezelle mehr. Ähnliche Erfolge erzielte Professor Mathé auch an anderen Patienten.

Vorbeugung: Vermeiden Sie Überbestrahlung durch Röntgenapparate. Fragen Sie Ihren Arzt, ob eine Röntgenaufnahme unbedingt notwendig ist und sagen Sie es ihm, wenn Sie erst vor ein bis zwei Jahren geröntgt worden sind.

b) Hodgkinsche Krankheit: sie befällt vier- bis fünfmal häufiger Männer als Frauen, vor allem junge Männer und Frauen bis zu dreißig Jahren.
Die Krankheit ist charakterisiert durch geschwulstartige Vergrößerungen der Lymphdrüsen, wenn sie sich meist auch nicht größer als eine Bohne anfühlen. Am ehesten tastet sie der Arzt am Hals. Der Patient, und das ist das eigenartige, fühlt sich zunächst frei von Schmerzen. Vielleicht leidet er an Zahnfleischbluten.
Später machen sich Blutarmut und Müdigkeit bemerkbar. Und dann verschwinden die Beschwerden wieder. Der Patient fühlt sich wohl wie eh und je. Bis ein neuer »Schub« einsetzt. Vielleicht hat er jetzt schon Atembeschwerden, wenn die Lymphknoten der Brusthöhle befallen sind, vielleicht verliert er an Gewicht oder klagt über Juckreiz. Aber wiederum bessert sich sein Zustand, bis ein erneuter Rückfall kommt, diesmal vielleicht mit Schluckbeschwerden. Fieber tritt auf, bleibt Tage oder Wochen. Der Patient verfällt immer mehr.
Die Ärzte haben den Hodgkin in mehrere Phasen eingeteilt. Und auch hier wieder eine ermutigende Nachricht: es gibt immer mehr an dieser Krankheit Leidende, die schon jahrelang ein erträgliches Dasein führen. Überlebenschancen bis zu 30 Jahren sind keine Seltenheit mehr.
Vorbeugung: unbekannt.

c) Lymphosarkom: Von allen Tumorarten gelang es den Krebsforschern am wenigsten, den Schleier des Lymphosarkoms zu lüften. Sie wissen noch nicht einmal, wo es entsteht. Vielleicht liegt dies daran, daß es genausogut in den Lymphknoten, im Nasen-Rachenraum, im Magen, im Darm oder in einem Gewebe entstehen kann, das fast frei von Lymphknoten ist. Sein erstes Auftreten kann sogar in einem Knochen erfolgen, und meldet sich dann durch Schmerz. Ansonsten sind die ersten Symptome, ähnlich wie beim Hodgkin, Lymphknotenschwellungen. Werden die ersten Befallstellen rechtzeitig entdeckt, ist entweder durch Operation oder Bestrahlung Heilung zu erwarten.

Brust

Geschlechtsverteilung: Männer zu Frauen 1:99
Brustkrebs ist die häufigste bösartige Erkrankung bei Frauen. Aber lassen Sie mich gleich hinzufügen: Brustkrebs ist sehr leicht rechtzeitig zu diagnostizieren, und praktisch brauchte kaum eine Frau mehr an Brustkrebs zu sterben.

Alter: 35 bis 55 Jahre, jedoch kann Brustkrebs auch früher oder später auftreten.
Frühzeichen: Umschriebene Verhärtungen oder Knoten in der Brust, die selten schmerzhaft sind. Ferner kann es zu einer Verkleinerung oder Vergrößerung der Brust kommen. Die Brustwarze kann eingezogen werden oder der Warzenhof verliert seine Rundung. Ekzeme an der Warze oder Austritt von Flüssigkeit sind ebenfalls verdächtig. Etwas später entsteht dann ein sogenannter »Krebsnabel«: die Haut über dem Knoten dellt sich ein oder gleicht der Schale einer Apfelsine.
Wenn Sie eines dieser Zeichen feststellen, gehen Sie bitte sofort zu Ihrem Arzt, auch wenn das Auftreten vieler dieser Symptome nicht bedeutet, daß es sich um Krebs handeln

muß. Aber nur Ihr Arzt ist in der Lage zu entscheiden, ob Sie einen gut- oder bösartigen Tumor haben. Bitte nochmals: suchen Sie sofort Ihren Arzt auf!
Lassen Sie sich regelmäßig, etwa einmal im Jahr, von einem Frauenarzt untersuchen, der dann auch Ihre Brust in diesen »Check-up« mit einschließt.
Was Sie aber selber tun könnten und sollten: untersuchen Sie einmal im Monat Ihre Brust, und zwar auch und gerade nach den Wechseljahren. Aus verschiedenen Gründen ist der Tag nach Beendigung der Menstruation für geschlechtsreife Frauen der beste. Haben Sie das Klimakterium schon hinter sich, wählen Sie einen bestimmten Tag, zum Beispiel den ersten Samstag im Monat. Die Selbstuntersuchung besteht aus vier Teilen:

1. Stellen oder setzen Sie sich mit nacktem Oberkörper entspannt vor einen Spiegel. Lassen Sie die Arme hängen. Und nun schauen Sie Ihre Brüste an. Irgendeine Vergrößerung? Formveränderung? Schwellung? Grübchen? Orangenhaut? Veränderung der Brustwarze oder des Warzenhofes? Flüssigkeitsaustritt? Schorf?
2. Nun heben Sie die Arme über den Kopf und studieren wieder Ihre Brüste. Achten Sie bitte diesmal auch noch darauf, ob sich eine Brust seitlich mehr abflacht als die andere.
3. Und jetzt legen Sie sich aufs Bett und zwar mit der rechten Schulter auf ein kleines Kissen oder auf ein zusammengefaltetes Handtuch. Nun legen Sie Ihre rechte Hand unter Ihren Kopf. Entspannen Sie sich so gut Sie können.

   Nun fassen Sie mit Fingerkappen (also flach) Ihrer linken Hand Ihre rechte Brustwarze und tasten sich langsam nach unten, also auf den Brustkorb zu. Stellen Sie sich bitte vor, Sie müßten eine Säule abtasten. Sind Sie damit fertig, gehen Sie mit Ihrer Tasthand etwa einen

Fingerbreit tiefer und wiederholen das Ganze. Sie fahren so lange fort, bis Sie am unteren Brustrand angekommen sind.

4. Haben Sie Ihre Brust wie beschrieben untersucht, lassen Sie Ihre linke Hand seitwärts herabhängen, also über die Bettkante hinunter. Fangen Sie wieder bei der Brustwarze an und gehen Sie diesmal nach oben und nach außen.
Zart, aber entschieden untersuchen Sie so jede Stelle Ihrer Brust von der Mitte bis zum äußersten Rand.
Wenn Sie mit einer Brust fertig sind, wiederholen Sie den Vorgang sinngemäß bei der anderen.
Im übrigen, Brustkrebs ist im Anfangsstadium meist nicht schmerzhaft. Umgekehrt bedeuten Schmerzen in der Brust nicht, daß Sie Krebs haben. Es kann sich zum Beispiel um eine harmlose chronische Brustentzündung handeln. Auf alle Fälle suchen Sie bitte aber sofort Ihren Arzt auf.
Nur der Vollständigkeit halber (nicht um Sie zu beunruhigen oder zu beruhigen) sei erwähnt: Brustkrebs kommt etwas seltener bei Frauen vor, die geboren und gestillt haben.

Darm (Dünn-, Dick- und Mastdarm)

Geschlechtsverteilung: Männer etwas häufiger als Frauen
Alter: 50 bis 70 Jahre
Wesentlich seltener als der Dick- und Mastdarm wird der Dünndarm befallen.
Frühzeichen: eines Dünndarmtumors: vermehrte Gasbildung im Darm, Verdauungsstörungen, Unwohlsein, Krämpfe.
Im Dünndarm ist der Speisebrei noch flüssig. Verengt also eine Geschwulst den Dünndarm, dann kommt es nicht so

schnell zu einer Verstopfung. Wächst aber der Tumor weiter, macht der Durchtritt des Speisebreis und der Gase immer größere Schwierigkeiten. Ausgeprägte Krämpfe können sich nun melden. Weniger häufig stellt sich aber auch ein Durchfall ein.
Je näher der Speisebrei dem After kommt, um so mehr Wasser wird ihm entzogen, um so fester wird er also. Daraus erklärt sich, warum eine schon geringe Sperre, zum Beispiel ein Tumor im Dickdarm, Beschwerden hervorrufen kann.
Solche Beschwerden sind: Verstopfung, Gasansammlung, Übelkeit, auch mangelhafter Appetit, tastbare Verhärtungen im Leib, Gewichtsverlust und Blutarmut. Diese Blutarmut kann ihrerseits Atemnot, Schwindelgefühl und Herzklopfen zur Folge haben. Ein Grund, sofort den Arzt aufzusuchen, ist auch Blut im Stuhl, selbst wenn man an Hämorrhoiden leidet: Krebs wurde zusammen mit Hämorrhoiden auch schon festgestellt.
Verdächtig kann auch schleimiger Stuhl sein, nämlich als verzweifelter Versuch des Körpers, den Tumor loszuwerden. Eine häufige Klage von am Mastdarm Erkrankten ist folgende: selbst nach dem Stuhlgang bleibt das Gefühl zurück, weitere Kotmassen entleeren zu müssen.
Vorbeugung: Krebsforscher sagen: nicht aus jeder Präkanzerose (Vorstufe des Krebses) wird ein Krebs, aber jeder Krebs hatte einmal seine Präkanzerose.
Solche Risikofaktoren für die Entstehung von Krebs können sein:

a) Polypen im Darm, kleine, auf einem kurzen Stiel sitzende Geschwüre, die Pilzen gleichen, gewöhnlich gutartig sind, sich aber krebsartig entwickeln können. Deshalb sollte man sie gleich nach ihrer Entdeckung entfernen lassen.
b) Treten solche Polypen in großer Anzahl auf, spricht man

von einer Polyposis, einer vererbbaren, aber sehr seltenen Krankheit, und schließlich ist auch ein Krebsrisikofaktor die

c) Colitis ulcerosa, eine chronische Entzündung des Dickdarms. An Colitis ulcerosa Erkrankte haben an einem Tag oft bis zu 20 Stuhlentleerungen mit starker Beimischung von Wasser und Schleim.

Vorsorgeuntersuchungen:

1. Digitale Mastdarmuntersuchung: der Arzt versieht seinen Mittelfinger mit einem Gummiüberzug und tastet den Mastdarm nach Verhärtungen ab. Damit erreicht er etwa 15% aller Mastdarmkrebsfälle, also relativ wenige.
2. Während der Arzt mit der digitalen Untersuchung nur so weit den Mastdarm untersuchen kann, wie sein Finger reicht, erlaubt ihm das Sigmoidoskop einen Einblick bis zu etwa 25 Zentimetern. Innerhalb dieser Reichweite sitzen aber 75% aller Dickdarmkrebse. Die Proktosigmoidoskopie ermöglicht es, selbst kleinste Geschwüre und Polypen zu erkennen. Deshalb ist auch bei uns die Zeit nicht mehr fern, da die Proktosigmoidoskopie mit der gleichen Routine angewandt wird wie der Pap-Test in der Gynäkologie.
3. Entdeckt man mit dem Sigmoidoskop 75% aller Dickdarmkrebse, so ist das restliche Viertel nur durch eine Röntgenuntersuchung auffindbar.
4. Blut im Stuhl wird als Leitsymptom bei Verdacht auf Krebs betrachtet. Nun kann dieses Blut in so geringen Mengen auftreten, daß es im Stuhl nicht sichtbar wird: im allgemeinen färbt Blut den Stuhl rot bis fast schwarz, je nachdem wie weit die Blutungsstelle vom After entfernt liegt. Anders ausgedrückt: Magenblutungen geben einen dunkelfarbigen Stuhl, während blutende Hämorrhoiden meist nicht mehr als rote Farbflecke auf den

Exkrementen erzeugen. Geringe Blutbeimengung macht sich dagegen kaum bemerkbar, ist aber trotzdem für den Arzt wichtig. Die Tumoren im Magen-Darmtrakt scheiden schon ab ihrem Anfangsstadium Blut ab, wenn zunächst auch nur in geringsten Mengen.
Nun haben einige Firmen Teste entwickelt, die sicher, sauber und schnell durchführbar sind. Der Patient bringt ein Test-Papier mit seinem Stuhl in Berührung und übergibt es der Laborantin. Diese träufelt auf das Testpapier eine Entwicklerlösung. Je nach der Verfärbung des Papiers kann sie innerhalb von 30 Sekunden sagen, ob sich im Stuhl Blut befindet. Der Test ist so genau, daß er sogar Blutungen des Zahnfleisches anzeigen würde, desgleichen Blut, das wir mit Fleischspeisen zu uns genommen haben. Also muß der Patient einige Zeit vor dem Test bestimmte diätetische Vorschriften befolgen, zum Beispiel kein »rotes« Fleisch essen. Wer täte dies aber nicht gern, wenn dadurch bei ihm rechtzeitig verdächtiges Blut im Stuhl entdeckt würde?

Eierstock

Alter: Ein Krebs an einem der beiden Eierstöcke kann in jedem Alter vorkommen, am meisten aber im Klimakterium und danach.
Frühzeichen: durch das Anschwellen des Eierstocks und durch Wasseransammlung nimmt der Leibesumfang zu. Der Tumor drückt auf die Blase und den Mastdarm.
Manchmal treten Blutungen aus der Scheide auf, wenn die Frau dies schon lange nicht mehr erwartet. Zu ihrer eigenen Überraschung verjüngt sie sich sogar. In anderen Fällen aber können sich Zeichen von Vermännlichung (zum Beispiel Schnurrbartbildung, tiefe Stimme usw.) bemerkbar machen.

Vorbeugung: regelmäßige gynäkologische Untersuchungen werden empfohlen. Wenn Sie vor einer Entfernung der Gebärmutter stehen, überlassen Sie es dem Fachurteil Ihres Gynäkologen, ob bei dieser Gelegenheit nicht auch gleich die Eierstöcke herausoperiert werden sollen. Das, was wir nicht mehr haben, kann nicht mehr krebsartig werden.

Eileiter

Alter: 30 bis 50 Jahre
Frühzeichen: Blutbeimengung beim Ausfluß, der bernsteinfarbig aussehen kann.
Gelegentliche Schmerzanfälle.
Auch hier gilt; bei geringstem Verdacht befragen Sie einen Gynäkologen. Er verfügt über einige Untersuchungsmöglichkeiten, um herauszufinden, ob Sie zum Beispiel an einer mehr oder weniger harmlosen chronischen Entzündung des Eileiters erkrankt sind oder ob ein ernsteres Leiden vorliegt.
Vorbeugung: regelmäßige Untersuchung durch einen Frauenarzt.

Gallenblase

Geschlechtsverteilung: Männer zu Frauen wie 1:6
Alter: 40 bis 80 Jahre
Frühzeichen: häufige Gallenblasenentzündungen mit kolikartigen Anfällen. Die Patienten klagen über Druckbeschwerden im Bauchraum, die bis in die Schulter und in den Rücken ausstrahlen können. Auch Gelbsucht stellt sich oft ein.
Vorbeugung: bei chronischen Gallenblasenentzündungen und bei Steinleiden kann die Entfernung der Gallen-

blase erwogen werden, da Gallenblasenkrebs bei Menschen, die an diesen Leiden erkrankt sind, etwas häufiger vorkommt. Allerdings entwickeln nur 1–2,5% der Gallenblasensteinträger ein Gallenblasenkarziom.

Gebärmutterhals

Alter: Krebs des Gebärmutterhalses kann in jedem Alter auftreten, am häufigsten aber zwischen dem 30. und 60. Lebensjahr. Frauen, die mehrere Kinder geboren haben, werden davon etwas öfter befallen.
Frühzeichen: Der Krebs am Gebärmutterhals ist sehr leicht vom Frauenarzt festzustellen. Für den Gebärmutterhalskrebs ist typisch, daß er im ersten Stadium für die Frau so gut wie keine Symptome verursacht. Erst in fortgeschrittenem Stadium kommt es zu übelriechendem Ausfluß mit leichten Blutungen, zum Beispiel nach Geschlechtsverkehr. Verdächtig können auch Zwischenblutungen sein, also Blutungen zwischen zwei Perioden.
Vorbeugung: Jede Frau über 30 Jahre sollte sich mindestens einmal im Jahr von einem Gynäkologen untersuchen lassen.

Gebärmutterkörper

Alter: Am häufigsten werden davon Frauen nach dem 40. Lebensjahr befallen.
Frühzeichen: Wieder einmal haben wir es hier mit einem Krebs zu tun, der zunächst keine Beschwerden verursacht. Bei älteren Frauen kann sich der Krebs des Gebärmutterkörpers durch eine lang andauernde Scheidenentzündung melden, vielleicht auch durch Eiteransammlung in der Gebärmutter. Blutungen zwischen den Perioden oder nach dem Klimakterium sind verdächtig.

Wenn Sie sich im Klimakterium befinden und die Monatsblutungen unregelmäßig werden, dann kann es schwierig sein festzustellen, ob eine erneut auftretende Blutung eine Laune der Wechseljahre ist oder von einer Geschwulst stammt. Aber dafür haben Sie ja Ihren Frauenarzt.
Vorbeugung: Suchen Sie Ihren Frauenarzt mindestens einmal im Jahr auf.

Gehirn

Geschlechtsverteilung: Männer zu Frauen wie 1:1
Alter: ein Gehirntumor kann in jedem Alter vorkommen, am häufigsten aber zwischen dem 30. und 40. Lebensjahr. Bei Erwachsenen überwiegen die Geschwülste des Großhirns, bei Kindern treffen wir meist Tumoren des Kleinhirns und des Hirnstamms an.
Lassen Sie mich bitte zunächst sagen, daß etwa die Hälfte von allen Gehirntumoren nicht bösartig sind.
Frühzeichen: Kopfschmerz, Schwindel, Erbrechen und Bewußtseinsstörungen. Der Arzt findet, wenn er den Augenhintergrund untersucht, daß die Stelle, wo der Sehnerv ins Auge mündet, angeschwollen ist und eine knopfförmige Vorwölbung aufweist. Je nach dem Sitz des Tumors können aber auch andere Symptome auftreten, zum Beispiel Krämpfe, Sprechstörungen, Lähmungen oder die Unfähigkeit, Muskel harmonisch zu bewegen (Koordinationsstörungen).
Oft fällt beim Patienten auch eine wesentliche Veränderung in seinem Seelenleben oder in seinen geistigen Leistungen auf.
Vorbeugung: Möglichkeiten einer Vorbeugung sind unbekannt.

Haut

Geschlechtsverteilung: Hautkrebs kommt häufiger bei Männern als bei Frauen vor.
Alter: bevorzugt nach dem 40. Lebensjahr
Frühzeichen: Nicht heilende Wunden, chronische Hautgeschwüre, warzenförmige Gebilde, die sich vergrößern. Muttermale, die wachsen oder dunkler werden, sind verdächtig. Verdächtig sind auch Muttermale, die zu jucken anfangen oder sich entzünden. Und schließlich schuppige Flecke, Pickel oder Knoten. Beobachten sollten Sie auch alle Narben von ehemaligen Verbrennungen und seit langem bestehende Fisteln.
Vorbeugung: Vermeiden Sie ausgedehnte und starke Sonneneinwirkung, vor allem wenn Sie auch noch ein blonder oder rothaariger Typ sind. Auch vom übermäßigen Gebrauch der künstlichen Höhensonne ist abzuraten. Mit jeder Art von Sonnenanbetung tun Sie Ihrer Gesundheit keinen Gefallen. Spezialisten für Beinleiden (Besenreiser, Krampfadern, Venenentzündungen usw.) sagen ganz nüchtern: wer Beschwerden mit seinen Venen hat, hat in heißer Sonne nichts zu suchen. Denken Sie aber auch bitte daran: Übermäßiger »Genuß« der Sonne läßt die Haut vorzeitig altern.
Vermeiden Sie auch zu häufiges Röntgen. So lange es noch keinen »Röntgenpaß« (ähnlich dem »Impfpaß«) gibt, sagen Sie es dem Arzt, wenn Sie erst vor einigen Wochen oder Monaten von einem anderen Arzt durchleuchtet worden sind. Auch große Hitze und heiße Winde können für die Entstehung von Hautkrebs verantwortlich gemacht werden.
Wie Sie wissen, wird für wissenschaftliche Zwecke im Tierversuch Hautkrebs dadurch erzeugt, daß man Tiere mit Teerprodukten usw. in Verbindung bringt. Menschen, die

ungeschützt viel mit Pech, Teer, Paraffinen usw. zu tun haben, erkranken häufiger an Hautkrebs.
Der weltbekannte Krebsforscher Dr. James Ewing sagte, er habe trotz seiner jahrzehntelangen Erfahrung nur sehr selten Hautkrebs bei einer schönen Frau gesehen. Sollte Schönheit gegen Hautkrebs feien? Bestimmt nicht! Aber schöne Frauen wissen, welch wertvolles Geschenk ihnen die Natur gegeben hat und achten auf ihren Körper. Viel früher als lässigere Geschlechtsgenossinnen entdecken sie Veränderungen an ihrer äußeren Hülle und gehen deswegen zum Arzt. Wenn sie obendrein noch klug sind, verspielen sie ihre Schönheit nicht durch übertriebenes Sonnenbaden und schützen ihre Haut durch Cremes vor den heißen, austrocknenden Winden zum Beispiel im Mittelmeerraum oder in den Südstaaten der USA.
Im Durchschnitt hat jeder Mensch etwa 20 Muttermale. Einen Hautfleck, der dunkelpigmentiert oder gar schwarz ist, sollten Sie bei nächster Gelegenheit Ihrem Arzt zeigen. Er wird zumindest alle jene Muttermale und Warzen, die häufig gereizt werden, zum Beispiel auf Fußsohlen, Handflächen oder an den Geschlechtsteilen entfernen. Denken Sie auch hier praktisch: was Sie nicht mehr haben, kann nicht krebsig werden.
Es gibt noch drei Hautveränderungen, die gefährlich werden können, weil sie sehr gern zu Krebs entarten, wenn sie nicht rechtzeitig behandelt werden:

a) das Xeroderma, eine Vorstufe von Krebs, die aber noch nicht zu den bösartigen Tumoren gezählt wird. In den ersten Lebensjahren entstehen auf Hautstellen, die dem Sonnenlicht ausgesetzt sind, Entzündungen, die in bräunlich-rote Flecken, später in sommersprossenähnliche Pigmentstörungen übergehen. Es gibt nur drei Arten von vererblichen Krebsen. Xeroderma, wenngleich selbst noch kein Krebs, ist einer von den dreien;

b) die Hyperkeratose stellt sich dar als ein verdickter und verhärteter Hautabschnitt von geringer Größe, aber mit scharfen Grenzen. Sehr häufig sitzen auf solchen Stellen Schuppen oder es bildet sich Schorf. Hyperkeratose wird durch Sonnenlicht oder durch heiße, austrocknende Winde verursacht. Dies ist dadurch leicht zu beweisen, weil Hyperkeratose nur an solchen Stellen auftritt, die diesen Reizfaktoren ausgesetzt sind (Gesicht, Hals, Hände);
c) die Alterskeratose gleicht im Erscheinungsbild der Hyperkeratose, unterscheidet sich von ihr aber in zwei Punkten: erstens trifft man sie häufig auch an bekleideten Körperstellen, zum Beispiel am Rücken, und zweitens findet sie sich nur bei Menschen nach dem 60. Lebensjahr.

Hoden

Alter: 20 bis 40 Jahre, am häufigsten jedoch von 20 bis 30 Jahren.
Frühzeichen: Anschwellen, also Vergrößerung eines Hodens. Entweder behält dabei der Hoden seine normale Form, ist eben nur etwas vergrößert oder die Form verändert sich, weil die Geschwulst am oberen oder unteren Hodenpol sitzt. Manchmal liegt aber weder eine Formveränderung noch ein Anschwellen vor. Dann tastet man nur eine kleine Verhärtung.
Ein gesunder Hoden fühlt sich elastisch an wie eine reife Pflaume. Ein erkrankter Hoden verliert diese Elastizität.
Hodenkrebs schmerzt im Frühstadium nicht, auf leichten Druck kann der befallene Hoden aber mit erhöhter Empfindlichkeit antworten. Eine engsitzende Hose bereitet dann oft schon leichte Schmerzen.
Ein vergrößerter Hoden macht sich manchmal auch durch

Ziehen bemerkbar, ein Ziehen, das sich im Hodensack selbst meldet, aber auch in die Leiste, in der Hüfte, ja bis in den Rücken ausstrahlen kann.
Vorbeugung: Kurz bevor der männliche Säugling geboren wird, verlassen die Hoden die Bauchhöhle und steigen in den Hodensack hinab. Das ist aber nicht immer so. Gelegentlich bleibt ein oder bleiben beide Hoden in der Bauchhöhle oder über der Leiste zurück.
Man hat nun festgestellt, daß bei jedem 8. Hodenkrebs ein unvollständig hinabgestiegener Hoden vorlag. Dieser Prozentsatz dürfte genügen, allen Eltern dringend zu raten, ein Kind fachärztlich behandeln zu lassen, wenn sich kein oder nur ein Hoden im Skrotum befindet. Notfalls kann man den nicht hinabgestiegenen Hoden operativ entfernen. Ein in der Bauchhöhle verbliebener Hoden erfüllt sowieso nicht seine wahre Funktion, ist aber ein erhöhter Risikofaktor für Hodenkrebs.

Karzinoid

Geschlechtsverteilung: Keine Bevorzugung der Geschlechter.
Alter: Jedes Alter, am meisten aber zwischen 40 und 60 Jahren.
Das Karzinoid ist ein seltenes, in den letzten Jahren aber häufiger zu beobachtendes Krankheitsbild.
Frühzeichen: Flüchtige, anfallsweise, plötzlich auftretende purpurrote Verfärbung der Haut. Häufig (vor allem nach körperlicher Anstrengung) stellt sich auch ein starkes Hitzegefühl ein. Trotz eines hochroten Kopfes kann der Patient bläulich verfärbte Lippen aufweisen.
Da beim Karzinoid viele, höchstens kirschkerngroße Wucherungen im gesamten Magen-Darm-Kanal auftreten, sind mit diesem Krankheitsbild meist Durchfälle verbun-

den. Sind aber auch die Luftröhre und die Bronchien befallen, so können sich asthmaähnliche Zustände einstellen. Schließlich findet der Arzt beim Karzinoid auch noch Veränderungen an den Herzklappen.
Nun sind »fliegende Hitze«, Beklemmungsgefühle in der Herzgegend, manchmal auch Verdauungsbeschwerden häufige Zeichen der hormonellen Umstellung, welche die Frau im Klimakterium erlebt. Nur wenn die Symptome sehr dramatisch auftreten, könnte dahinter ein Karzinoid stekken. Haben Sie also keine Krebsangst, wenn Sie die typischen Beschwerden des Klimakteriums erleben. Als kluge Frau werden Sie sowieso Ihren Arzt aufsuchen, wenn Sie irgendwelche Veränderungen an Ihrem Körper feststellen.

Kehlkopf

Geschlechtsverteilung: überwiegend Männer
Alter: 40 bis 60 Jahre
Frühzeichen: lange Heiserkeit, Luftschnappen, später dann pfeifende Atemgeräusche.
Wer also länger als zwei Wochen heiser ist, sollte unbedingt einen Hals-Nasen-Ohren-Arzt aufsuchen und sich nicht mit Entschuldigungen wie »Raucherheiserkeit« oder »Erkältungsheiserkeit« vertrösten. In den meisten Fällen wird der Arzt wirklich eine Heiserkeit feststellen, die nicht auf Kehlkopfkrebs zurückzuführen ist. Holen Sie sich bei ihm diese beruhigende Gewißheit!
Vorbeugung: Kehlkopfkrebs scheint bei Rauchern häufiger vorzukommen als bei Nichtrauchern. Also . . .

Knochen

Geschlechtsverteilung: bei Männern häufiger als bei Frauen.

Alter: häufig vor dem 20. Lebensjahr, jedoch kann jede Altersstufe davon befallen werden.
Frühzeichen: in der Nähe der Gelenke tritt geringer Schmerz auf, vor allem nachts. Später verformen sich die befallenen Knochen.
Von Knochensarkomen werden sehr selten Erwachsene, häufiger dagegen Kinder befallen.
Nun, was können Eltern tun, deren Kind über Knochenschmerzen klagt? Es die ersten acht Tage nicht tragisch nehmen: wir wissen ja selbst, wie oft sich so ein Quirl von Kind irgendwo anschlägt.
Dauert aber ein Knochenschmerz länger als acht Tage, dann vertrösten Sie sich bitte nicht mit Opas Erkenntnis vom »Wachstumsschmerz«, sondern Sie suchen einen Arzt auf. Auch wenn der Schmerz von einer Verletzung herrühren sollte: finden Sie nicht auch, daß dann Ihr Kind nach acht Tagen in die Hände eines Arztes gehört?
Im übrigen, erst vor kurzer Zeit gelang amerikanischen Krebsforschern ein großer und entscheidender Durchbruch bei der medikamentösen Behandlung des Knochensarkoms.

Leber

Geschlechtsverteilung: häufiger bei Männern
Alter: schlecht bestimmbar, da Leberkrebs bei der weißhäutigen Bevölkerung primär sehr selten vorkommt, sondern meist die Folge einer Leberzirrhose (5–12% der Leberzirrhosen werden krebsig) ist oder eine Metastase darstellt.
Mit der Zunahme der Leberzirrhosen (oft eine Folge des Alkoholismus!) müssen also auch die primären Leberkarzinome immer häufiger auftreten.
Vorbeugung: Mäßigkeit bei Alkoholverbrauch, häufige Le-

berfunktionsprüfungen, kein Arzneimittelmißbrauch, also keine Gewöhnung an Schlaf-, Abführ-, Beruhigungs-, Anregungsmittel usw., von denen die meisten die Leber belasten. Im übrigen, auch die Mehrzahl der sogenannten Abführmittel aus Heilpflanzen ist nicht weniger gefährlich als die synthetischen Laxantien.

Lippe

Geschlechtsverteilung: Männer zu Frauen wie 5:1, vor allem Befall der Unterlippe.
Alter: 55 bis 80 Jahre.
Frühzeichen: irrtümlich für »Fieberblasen« gehaltene Erscheinungen an den Lippen, Krustenbildung oder nicht heilende Schrunden in den Mundwinkeln. Verdächtig ist ein weißlicher, schuppiger Fleck auf den roten Lippen, der nicht heilen will. Sein Aussehen erinnert an ein Stückchen nasses Zigaretten- oder Seidenpapier. Später treten dann dicke, hornige Massen auf, die zu einem tiefen Geschwür mit hartem Rand führen.
Vorbeugung: Vermeiden Sie bitte chronische Reizungen der Lippen durch heiße Zigarettenstummel oder warme Pfeifenstiele. Auch eine falsche Druckbelastung durch ein unregelmäßiges Gebiß wird als eine der Ursachen für Lippenkrebs betrachtet. Und schließlich starke Sonnenbestrahlung, die natürlich die Unterlippe konzentrierter trifft als die Oberlippe (also die Lippen eincremen!).

Lunge

Geschlechtsverteilung: Männer zu Frauen wie 8:1, jedoch ist eine starke Verschiebung dieses Verhältnisses zuungunsten der Frauen feststellbar – wohl eine Folge des Rauchens und der Luftverschmutzung.

Alter: 30 bis 70 Jahre mit der größten Erkrankungsdichte zwischen 50 und 60 Jahren.
Frühzeichen: am häufigsten meldet sich ein trockener Reizhusten, der »nicht weggeht«, dann folgen Schmerzen in der Brust, das Atmen wird bei Belastung beschwerlich und schließlich ist dem Auswurf Blut beigemengt.
Vorbeugung: nicht rauchen! Keine andere Krebsart hat eine so auffallende Zunahme zu verzeichnen wie der Lungenkrebs. Es hieße Zeit und Papier verschwenden, wollte man versuchen zu behaupten, Rauchen habe keinen Einfluß auf die Entstehung von Lungenkrebs. Aber nicht nur Rauchen allein. In »Luftsumpfgebieten« wie zum Beispiel in Großstädten mit viel Industrie treten der Lungen- und der Brochialkrebs wesentlich häufiger auf als in Landschaften mit besserer Luft. Im übrigen, auch Tierärzte stellen in Großstädten eine Zunahme des Lungenkrebses bei Hunden und Katzen fest.
Lungenkrebs erzeugt im Frühstadium häufig die gleichen Symptome wie eine von Viren ausgelöste Lungenentzündung. Diese Tatsache ließ einen Krebsforscher folgenden Verdacht äußern: bei Patienten von mehr als 40 Jahren, die an einer Lungenentzündung erkrankt sind, sollte so lange nach einem Lungenkrebs geforscht werden, bis keiner gefunden werden konnte.
Während noch vor einigen Jahrzehnten »Lungenentzündung« auf sehr vielen Todesscheinen zu lesen war, ist dies jetzt nur noch selten der Fall. Die Vermutung ist aber nicht von der Hand zu weisen, daß dank der modernen Arzneimittel eine Tbc oder eine Lungenentzündung, die früher schnell zum Tod geführt hat, nun Zeit gewinnt, um sich Jahre später als Lungen- bzw. Bronchialkrebs zu melden. Wer länger lebt, hat länger Zeit, Krebs zu entwickeln.
Zu den Vorbeugungsmaßnahmen gehört es auch, wenigstens im Urlaub reine Luft zu atmen und nicht auch dort noch Auspuffgase wie zu Hause zu inhalieren.

Neben Auspuffgasen sind vor allem die Luftverschmutzung durch Industriestaub und der Kontakt mit Asbest, Silikaten, bestimmten Kohlenwasserstoffen und radioaktiven Substanzen riskant.
Nach neuesten Erkenntnissen aus England bekommen Menschen mit chronischer Bronchitis überdurchschnittlich oft einen Bronchialkrebs. Der Dauerreiz durch Rauchen bewirkt eine wesentliche Verschlimmerung der Bronchitis. Also nochmals: nicht rauchen! 80% aller Exraucher hörten von einem zum anderen Tag auf. Und es ist nie zu spät.*
Zum Schluß noch eine gute Nachricht: Von »sehr ermutigenden« Erfolgen bei der Behandlung von Lungenkrebs berichtete in jüngster Zeit das Nationalinstitut für Krebsforschung in den USA. 26 von 27 Patienten, die an dem als sehr bösartig bekannten »Haferzellentumor« erkrankt waren, stellten wesentliche Verbesserungen ihres Krankheitsbildes fest. Bei 21 der 27 Patienten ist 16 Monate nach Absetzen der Behandlung die Krankheit nicht wiedergekehrt. Ein äußerst ermutigender Erfolg bei einer der häufigsten Krebserkrankungen des Menschen.

Magen

Geschlechtsverteilung: Männer zu Frauen wie 3:2
Alter: 30 bis 80 Jahre
Frühzeichen: meist starker Gewichtsverlust in kurzer Zeit; blasses Aussehen wegen Blutarmut, Müdigkeit. Später Abneigung gegen Fleischspeisen, Aufstoßen, Erbrechen, Blut im Stuhl.
Vorsorgeuntersuchung: der im Kapitel »Darm« beschrie-

*In meinem Buch »Selbsthilfe durch Selbsthypnose«, Econ-Verlag, finden Sie einige sehr bewährte Tips, wie Sie das Rauchen ohne seelische Kraftakte aufgeben können und Entzugssymptome vermeiden.

bene Test zur Entdeckung geringster Blutungen im Stuhl läßt dem Arzt auch Rückschlüsse darüber zu, ob sich etwa im Magen eine verdächtige Stelle findet. Dieser chemische Test ist um so aufschlußreicher, als sich die ersten klinischen Symptome bei Magenkrebs relativ spät melden.
Risikogruppen: Nach dem 30. Lebensjahr ist bei Patienten mit unklaren Magenbeschwerden (»Gastritis«) ärztlicherseits so lange nach einem Magenkrebs zu forschen, bis sichergestellt ist, daß kein Magenkrebs vorhanden ist. Verdächtig im Sinn einer Präkanzerose (»Krebs im Stadium Null«) sind auch chronische Magen- und Zwölffingerdarmgeschwüre.
Einige Krebsforscher zählen zu den Risikogruppen auch jene Menschen, bei denen in der Familie Magenkarzinome vorgekommen sind.
Zuletzt wieder eine gute Nachricht: Dr. Grant Stemmerman aus Honolulu, der sich viel mit Magenkrebs beschäftigt hat, sagte voraus, daß in einigen Jahren Magenkrebs eine untergeordnete Rolle spielen dürfte: jedenfalls befindet sich Magenkrebs in der westlichen Welt auf dem Rückzug.

Mund

Geschlechtsverteilung: Männer zu Frauen wie 1:1
Alter: 50 bis 60 Jahre
Frühzeichen: meist schmerzloses, nicht heilendes Geschwür an der Mundschleimhaut. Manchmal Weißschwielenkrankheit (Leukoplakie = Bildung weißer Flecken, die in Geschwüre zerfallen).
Betroffen sein können Zunge, Zahnfleisch, Mundboden, Gaumen und die inneren Wangenflächen. Bitte merken Sie sich: jede Wunde oder jede Verdichtung, die nicht innerhalb von zwei Wochen abheilt, sollte Sie veranlassen, zum Arzt bzw. Zahnarzt zu gehen, vor allem, wenn diese Wunde nicht schmerzt.

Risikofaktoren: Mundkrebs kommt häufiger vor
1. bei starken Rauchern
2. bei unzureichender Mundhygiene
3. bei Reizungen durch scharfe, schiefe Zähne
4. bei schlecht sitzendem Zahnersatz
5. bei Ernährungsmängel, vor allem Vitaminmangel
6. bei zu heißem Essen und Trinken

Vorbeugung: Vermeidung dieser sechs Risikofaktoren und regelmäßige Selbstuntersuchung Ihres Mundes.

Selbstuntersuchung: einmal im Monat sollten Sie Ihren Mund selbst untersuchen oder von einem Ihnen nahestehenden Menschen die Untersuchung durchführen lassen. Fahnden Sie dabei nach Wunden, Schuppen, Rissen, weißen Belägen, Knoten und Warzen.

1. Sie betrachten Ihre Lippen, ziehen dann mit Daumen und Zeigefinger die Ober- bzw. die Unterlippe weg, so daß Sie auch die Innenseiten sehen.
2. Ziehen Sie nun mit einem Finger die Mundecke zur Seite und schauen Sie sich die Innenseite der Wange an.
3. Strecken Sie die Zunge heraus. Beachten Sie vor allem die Kanten.
4. Rollen Sie die Zunge gegen den Gaumen: so wird der Mundboden sichtbar.
5. Inspizieren Sie Ihren Gaumen.
6. Gleiten Sie mit Ihrem Zeigefinger über die Innenhaut der Wangen, des Gaumens, des Mundbodens und der vorderen und hinteren Teile des Kiefers. Dies ist wichtig: einige Arten von Mundkrebs verraten sich nicht durch Wunden, Erhöhungen oder weiße Flecke. Sie wachsen in die Tiefe, sind also nicht zu sehen, sondern zu tasten. Im Zweifelsfall suchen Sie Ihren Arzt oder Zahnarzt auf: es braucht ja nicht immer Mundkrebs zu sein. Veränderungen im Mund können aber auch auf andere Krankheiten hinweisen. Dieser Gang lohnt sich also auf alle Fälle für Sie.

Nasennebenhöhlen

Geschlechtsverteilung: ungefähr 1:1
Alter: sehr selten bei Jugendlichen als Sarkome; in höherem Alter als Karzinome.
Frühzeichen: einseitiger Schnupfen, der nicht aufhört. Nasenverstopfung. Nervenschmerzen im Gesicht, die manchmal als Folge von Zahnwurzelerkrankungen behandelt werden.
Vorbeugung: wenn Sie an chronischem Katarrh leiden, suchen Sie regelmäßig einen Hals-Nasen-Ohren-Arzt auf, der Sie gründlich untersuchen wird.

Nasenrachenraum

Geschlechtsverteilung: Männer zu Frauen wie 1:1
Alter: vorwiegend Kinder
Frühzeichen: Knoten im Hals oder Behinderung der Atmung.
Sehr häufig kommen im Nasenrachenraum Polypen vor, also gutartige Wucherungen der Lymphgewebe. Diese Wucherungen können die Nasenatmung stören, so daß Kinder nur durch den Mund atmen. Kinder mit hängendem Unterkiefer schauen nicht gerade intelligent aus und werden deswegen oft zum Gespött ihrer Kameraden. Völlig unnötig!
Im Nasenrachenraum können aber auch bösartige Tumoren entstehen.
Ganz gleich, was die Ursache für die Mundatmung Ihres Kindes ist, suchen Sie umgehend einen Arzt auf. Höchstwahrscheinlich wird er nur gewöhnliche Polypen feststellen. Es lohnt sich aber immer, die Hindernisse für eine normale Nasenatmung zu beseitigen. Auch Knoten im Hals sind einen Gang zum Arzt wert, wenngleich meist nur eine

einfache Halsentzündung oder ein schlechter Zahn die Ursache sein werden.

Niere

Geschlechtsverteilung: Männer zu Frauen wie 1:1
Alter: a) Kleinkinder (Wilmscher Tumor)
b) 35 bis 55 Jahre
Frühzeichen: a) Wilmscher Tumor:
Die Eltern oder die Ärzte bemerken den Wilmschen Tumor an einer Geschwulst im Leib oder in der Flanke des Kindes, das fast nie älter als sieben Jahre ist.
b) Nierentumor bei Erwachsenen:
Immer wiederkehrende Harnblutungen; manchmal einseitige Leibschmerzen, Druckgefühl und Fieber, für das man keinen Grund findet.
Vorbeugung: Vorbeugungsmaßnahmen sind nicht bekannt. Natürlich gehen Sie beim leisesten Verdacht zum Arzt.

Ohrspeicheldrüse

Geschlechtsverteilung: Männer zu Frauen wie 1:1
Alter: 30 bis 70 Jahre
Frühzeichen: Die Ohrspeicheldrüse schwillt langsam an und läßt das Ohr abstehen wie bei Mumps.
Vorbeugung: Maßnahmen sind unbekannt.

Penis

Alter: 40 bis 70 Jahre
Frühzeichen: kleine Warzen oder Knötchen, die leicht Geschwüre bilden oder bluten. Der Tumor kann auch unter der Vorhaut verborgen sein (Phimose).

Vorbeugung: Beseitigung der Phimose durch Operation, am besten schon in der Kindheit und tägliches Waschen der Eichel, damit sich dort kein Smega (käsige Absonderung der Eichel- und Vorhautdrüsen) ansammeln kann.

Prostata

Alter: 50 bis 80 Jahre
Frühzeichen: unbestimmte »rheumatische« Beschwerden in der Kreuzbeingegend. »Bandscheibenschmerzen« und »Ischias« sollten bei Männern über 50 Jahren auch an die Prostata denken lassen.
Vorbeugung: Einmal im Jahr sich untersuchen lassen. Leider machen nur wenige Männer im gefährdeten Alter von der Vorsorgeuntersuchung Gebrauch. Dabei ist sie schnell und leicht durchgestanden.

Scheide

Alter: ab 60 Jahre, vornehmlich zwischen 65 und 75 Jahren.
Frühzeichen: Ausfluß, Blutungen nach Geschlechtsverkehr, aber auch Blutungen nach dem Klimakterium.
Vorbeugung: halb- bis einjährliche Untersuchung durch Frauenarzt.

Schilddrüse

Geschlechtsverteilung: Männer zu Frauen wie 1:7
Alter: 40 bis 70 Jahre
Frühzeichen: nach einem beschwerdelosen Stadium schwillt die Schilddrüse an. Es entstehen harte, meist »kalte« Knoten.
Vorbeugung: geeignete Maßnahmen sind unbekannt au-

ßer der immer wiederkehrenden Empfehlung: befragen Sie Ihren Arzt, wenn Sie Veränderungen an Ihrem Körper feststellen.

Speiseröhre

Geschlechtsverteilung: Männer zu Frauen wie 7:1
Alter: 50 bis 70 Jahre
Frühzeichen: Druck hinter dem Brustbein, der manchmal für Herzbeschwerden genommen wird. Liegt der Tumor tiefer, etwa am Mageneingang, kann er auch mit Magenbeschwerden verwechselt werden. Auffallend ist die starke Produktion von Speichel.
Vorbeugung: Hochprozentiger Alkohol, heiße Speisen und Getränke können die Entstehung dieses Krebses fördern.

Vulva

Alter: 65 bis 75 Jahre
Frühzeichen: kleine warzenartige Gebilde an den Schamlippen, vor allem an den großen Schamlippen; kleine wunde Knötchen und kleine Blutungen, die man als Folge von Kratzwunden nimmt; beim Vulvakarzinom kann hartnäckiger Juckreiz bestehen.
Vorbeugung: regelmäßige frauenärztliche Untersuchung, vor allem, wenn die Schamlippen mit weißen Flecken besetzt oder die Schamlippen eingeschrumpft sind.

X. Wenn Sie etwas über Krebstherapien wissen wollen

Operation

Für den Laien verbindet sich mit einer Operation der Begriff Messer beziehungsweise Skalpell. Der moderne Krebschirurg schneidet aber oft nicht mehr mit dem Messer. Er »verkocht« sozusagen die Krebszellen. Am Ende einer Elektrode, durch die hochfrequenter Wechselstrom schießt, entsteht eine so große Hitze, daß die Zellen verdampfen.
Diese Operationsart hat mehrere Vorteile. Die Krebszellen bleiben nicht am Skalpell haften, können deswegen auch nicht ins gesunde Gewebe abwandern. Außerdem ist die Elektrochirurgie weniger blutig.
Enorme Hitze setzt der Chirurg auch ein, wenn er sich des Laserstrahls bedient. Der Vorteil dieses Verfahrens: der Chirurg kann mit dem Laserstrahl millimetergenau zielen und beschädigt dabei umliegendes Gewebe nicht.
Aber nicht nur mit extremer Hitze, auch mit extremer Kälte wird in den modernen Operationssälen operiert. Hohlnadeln, gefüllt mit flüssigem Stickstoff, vereisen die Krebsgeschwulst, die dann vom Körper ausgestoßen wird.

Strahlentherapie

Daß bestimmte Strahlen, etwa Röntgenstrahlen, Krebs erzeugen können, wissen wir. Die gleichen Strahlen können aber auch Krebszellen vernichten. Ob solche Strahlen gesunde oder kranke Zellen treffen, in beiden Fällen geschieht ähnliches: die Zellen werden geschädigt und sterben früher oder später ab. Warum? Das wissen wir noch nicht. Aber das Ergebnis kennen wir.

Nicht alle Zellarten reagieren gleichermaßen auf Bestrahlung. Am empfindlichsten reagieren Zellen des Lymphsystems, des Knochenmarks und der Haut. Schleimhäute antworten auf Bestrahlungen gern mit Geschwüren.

Da bei Bestrahlungen innerer Organe die Haut verbrannt werden könnte, richten die Ärzte die Strahlen sozusagen im Kreuzfeuer von verschiedenen Seiten her auf das kranke Organ oder senden die Strahlen durch ein »Sieb«, so daß nicht die ganze Hautfläche beeinträchtigt wird. Trotzdem läßt sich nicht immer vermeiden, daß auf der Haut Erscheinungen auftreten, die an Sonnenbrand erinnern. Sehr oft verschwinden sie aber wieder nach wenigen Wochen.

Neben den sogenannten Alphastrahlen gibt es die Beta- und Gammastrahlen, welche die Ärzte dann einsetzen, wenn sie tiefer gelegene Organe treffen wollen.

Neuerdings wird Strahlentherapie in enger Zusammenarbeit mit dem Chirurgen verwendet. Wenn der Operateur die Krebsgeschwulst freigelegt hat, aber sie nicht oder nicht ganz entfernen kann, dann schaltet sich der Strahlentherapeut ein, der mit seinen Mitteln an die Vernichtung der Krebszellen geht.

Einlagen – die Bestrahlung von innen

Frau X. hat eine Einlage in die Gebärmutter erhalten, hört man gelegentlich sagen. Was Frau X. erhielt, waren Radioisotopen. Statt den Tumor der Patientin von außen zu bestrahlen, bestrahlt man ihn von innen her.

Der Arzt führt eine radioaktive Substanz in eine krebserkrankte Körperhöhle ein. So deponiert er zum Beispiel in Röhrchen oder Kugeln eingelagerte strahlenproduzierende Substanzen in die Gebärmutter, die Blase, den Rachen, die Nase oder ins Gehirn. Ja, es gibt sogar Fälle, wo die Radioisotopen mitten in den Tumor gesteckt werden.

Zytostatika

Krebszellen können sich explosionsartig vermehren. Innerhalb weniger Stunden werden aus 2 Zellen 4, aus 4 werden 16, aus 16 werden 256 usw.
Im Verlauf kurzer Zeit vermag sich eine Krebszelle also zu vermillionenfachen.
Es gibt nun chemische Substanzen (Zytostatika), die Zellen abtöten, welche sich im selben Reifeprozeß befinden; denn wie das jeweilige Individuum durchläuft auch jede unserer Billionen Zellen ihr Leben von der Geburt bis zum Tod.
Die Wissenschaftler haben die verschiedenen Reifestadien einer Zelle in fünf Gruppen unterteilt. Ein bestimmtes Zytostatikum ist nun in der Lage, alle Zellen im Reifestadium 3 zu vernichten. Die Krebszellen in den Stadien 1, 2, 4 und 5 vermehren sich unterdessen ungehindert weiter.
Die Tatsache brachte die Krebsforscher auf die Idee, Zytostatika zu mischen. Anders ausgedrückt: sie geben dem Patienten nicht nur ein Mittel, das die Krebszellen im Reifestadium 3 vernichtet: sie mischen die Zytostatika so, daß sie die Krebszellen im Stadium 1 bis 5 angreifen.
Da Zytostatika aber nicht nur kranke, sondern auch gesunde Zellen angreifen, ließen sich die Fachleute besondere Methoden der Anwendung einfallen. So wird das Medikament zum Beispiel in die Hauptarterie eines von Krebs befallenen Organs eingeführt und die Arterie dann »vorn und hinten« abgeklemmt: so bleibt die Wirkung der Zyto-

statika auf den Ort beschränkt, wo es Krebszellen zu zerstören gibt. Dadurch wird gesundes Gewebe möglichst wenig geschädigt.
Bestimmt wissen Sie, daß Herz-Lungen-Maschinen für die Dauer einer Operation die Aufgaben dieser Organe übernehmen können. Diese Technik setzen Chirurgen auch bei einigen Fällen von Krebsbehandlungen ein: sie schaffen mit der Herz-Lungen-Maschine einen künstlichen Kreislauf im krebsbefallenen Gebiet und durchspülen es mit Zytostatika, die auf diese Art nicht mit gesundem Gewebe in Kontakt geraten.
Der Präsident der US-Krebsgesellschaft, Dr. Wendell Scott, äußerte sich über Zytostatika folgendermaßen: Chirurgie und Strahlenbehandlung haben einzelnen oder kombiniert ihren maximalen Effekt erreicht. Alle Hoffnung richtet sich deswegen auf Zytostatika.

Giftgas als Krebsmittel

Im Jahr 1944 lag im Hafen der süditalienischen Stadt Bari ein Schiff mit einer gefährlichen Ladung: Gelbkreuzgas, ein im Ersten Weltkrieg gefürchteter Kampfstoff. Die chemische Bezeichnung für das Massenvernichtungsmittel lautet: Schwefellost. Eine Fliegerbombe traf das Schiff, das Gift strömte aus, und viele Bewohner der Stadt Bari erkrankten an einer starken Verminderung der weißen Blutkörperchen.
Nun ist die Blutkrebskrankheit Leukämie durch eine übermäßige Vermehrung der weißen Blutkörperchen charakterisiert. Wenn Schwefellost also die Bildung weißer Blutkörperchen stark reduziert, ist dann nicht Schwefellost ein ideales Mittel gegen Leukämie? In der Tat: bald zeigte sich, daß sich »Gelbkreuz«, das zur Vernichtung von Menschen erfunden worden war, als ein Lebensretter bei

verschiedenen Blutkrebskrankheiten erwies. Allerdings sei erwähnt, daß Schwefellost nicht immer genau zwischen kranken und gesunden Zellen zu unterscheiden weiß.

Hormone

Daß Brustkrebs bei Frauen und Prostatakrebs bei Männern etwas mit den hormonbildenden Systemen des Menschen zu tun hat, wissen wir bereits.
So entfernen Chirurgen gern bei jungen Frauen, die an Brustkrebs erkrankt sind, die Eierstöcke, also die Hauptlieferanten weiblicher Hormone.
Umgekehrt zeigen Männer mit Prostatakrebs eine auffallende Besserung, wenn ihnen die Hoden entfernt oder weibliche Sexualhormone gegeben werden.
Leider kompensieren manchmal nach einiger Zeit die Nebennieren den Hormonausfall. Eine Rolle spielt dabei auch der Dirigent unseres Hormonhaushalts, die Hypophyse.
In einer nicht zu schweren Operation wird diese Hypophyse entfernt: der Chirurg führt in den Organismus radioaktives Gold ein und legt sie somit lahm.
Es gibt aber auch noch eine zweite Methode:
Professor Moricca in Rom schaltete bei Hunderten von Patienten mit hormonabhängigen Tumoren die Hypophyse mit einer anderen Technik aus und erzielte gute Erfolge damit, zum Teil auch bei »hoffnungslosen Fällen«. Bei einem Drittel dieser Tumoren konnte das Wachstum gestoppt werden, manche Karzinome nahmen sogar ab.
Der bereits zitierte deutsche Krebsforscher Bauer sah in der Hormontherapie von bestimmten Krebsen »den größten Fortschritt seit der Einführung der Strahlentherapie«.

Sauerstoff gegen Krebs

Die Biochemiker werden noch lange forschen müssen, bis sie uns sagen können, wie viele chemische Prozesse in einer Zelle gleichzeitig ablaufen. Wie viele es auch immer sind: die Zelle benötigt dazu Energie. Die normale Zelle verbrennt Kohlenhydrate, zum Beispiel Zucker zu Kohlensäure und Wasser. Dazu braucht sie Sauerstoff. Krebszellen schlagen einen anderen Weg ein. Sie atmen nicht. Deshalb verbrennen sie die aufgenommenen Kohlenhydrate nicht, sie vergären sie zu Milchsäure.
Für diese Erkenntnisse erhielt Professor Warburg den Nobelpreis: nun kannten die Wissenschaftler einen großen Unterschied mehr, der zwischen einer normalen und einer krebskranken Zelle besteht.
Im Experiment gelang es, gesunde Zellen von der Sauerstoffversorgung abzuschneiden: nach einiger Zeit wurden sie krebsig.
Man glaubte, endlich dem Krebs auf der Spur zu sein. Doch wieder einmal blieb die Enttäuschung nicht aus: nicht alle bösartigen Zellen stellen sich von der Verbrennung auf Vergärung um. Immer mehr Wissenschaftler glauben, daß die Vergärung nicht der Anfang der Krebsentstehung, sondern eine seiner Folgen ist.

Ein Antibiotikum gegen Krebs

Der Wilmtumor ist ein schnell wachsender Nierentumor, der kleine Kinder befallen kann. Kaum eines lebte länger als ein Jahr, war erst einmal die Krankheit entdeckt. Heute sind die Überlebens- und Heilungschancen wesentlich gestiegen dank eines Antibiotikums. Weitere Antibiotika werden auf ihre Fähigkeit getestet, um gegen Krebs vorzugehen.

Überwärmung gegen Krebs

Jahrtausendelang drangsalierte Malaria dreißig bis vierzig Kilometer südlich von Rom die Bevölkerung der Pontinischen Sümpfe. Bei den Fieberattacken der Malaria erreicht die Temperatur 40 bis 41 Grad. Der große und einzige Vorteil für die Malariakranken in den Pontinischen Sümpfen: kaum einer erkrankte an Krebs.
Noch während des Zweiten Weltkrieges bewies der deutsche Kebsforscher Vollmar, daß Krebsgewebe auf Temperaturen von 40 bis 42 Grad »sauer« reagieren, während gesundes Gewebe davon nicht geschädigt wird. Daß ein Zusammenhang zwischen Überwärmung und Krebsbekämpfung bestehen könne, dafür sprach auch eine andere Beobachtung. Amerikanische Wissenschaftler untersuchten einige hunderttausend Fälle von Krebserkrankungen und fanden dabei nur etwa 150 »Wunderheilungen«: unzweifelhaft hatte bei diesen 150 Menschen Krebs vorgelegen, und trotzdem war er ohne ärztliches Eingreifen verschwunden. Was die Ärzte aber noch entdeckten: alle diese spontan Geheilten hatten in ihrer Krankengeschichte von hohem Fieber berichtet.
Als die Pontinischen Sümpfe trockengelegt wurden und damit die Malaria verschwand, erkrankten die Bewohner der dortigen Gegend so häufig an Krebs wie der Durchschnitt der Italiener.
Einige Ärzte zogen Konsequenzen aus diesen Beobachtungen. So setzten sie zum Beispiel Kranke mit Peniskrebs oder Melanomsarkomen an den Beinen Überwärmungsbädern aus und erzielten Heilungen. Die große Schwierigkeit bestand und besteht nun aber darin, den ganzen Körper oder große Teile davon der Überwärmung auszusetzen. Meist halten dies nur junge Menschen aus, die sich noch in einem guten Allgemeinzustand befinden.

Überwärmungsbäder gehören zu den sogenannten Methoden der »Außenseiter« unter den Medizinern. Zu Außenseitermethoden zählen auch Malariakuren. In diesen Fällen wird bei dem Krebskranken künstlich Fieber erzeugt, das die hohen Temperaturen von Malariaattacken erreicht. Die Gelehrten sind sich aber über den Wert solcher Methoden nicht einig.
Uneinig sind sie sich auch, was die Diät des Krebskranken betrifft.

Diät

In der vom Verein »Deutsche Krebshilfe«, den Frau Dr. Mildred Scheel gegründet hat, herausgegebenen Broschüre »Der Krebspatient und seine Nachbehandlung« schreibt Professor Bock: »Leider gibt es keine ›Antikrebsdiät‹, wohl aber gibt es die Erfahrung, daß sich der Krebskranke und der von Krebs Genesende bei einer gemischten, leichten bis mittelschweren Ernährung nach seiner Appetitlage, Gewöhnung und Verdauungsfähigkeit am wohlsten fühlt.«
Der Krebskranke braucht im allgemeinen viel Flüssigkeit. Alkohol in Maßen ist nicht verboten. Für eine gute Verdauung ist zu sorgen, notfalls medikamentös.
Professor Werner Zabel dagegen mißt einer bestimmten »Krebsdiät« große Bedeutung bei. In seinem Buch »Die interne Krebstherapie und die Ernährung des Krebskranken« betont er energisch, daß ohne Operation und sinnvolle Bestrahlung der Krebskranke nie zu behandeln sei. Zugleich legt er aber großen Wert auf die »Bekämpfung der Selbstvergiftung« des Patienten. Er beruft sich dabei auf den Chemiker Dr. Gäbelin, der im Endstadium des Krebskranken eine Überschwemmung des Organismus mit Giftstoffen gefunden hat.

Professor Zabel: »Man muß daher unter allen Umständen die zusätzlichen Fäulnisvorgänge im Darm vermeiden. Das bedeutet, daß man Fleisch – mindestens in der ersten Zeit – und faulige Käse vermeiden und durch gesäuertes Milcheiweiß (Quark) ersetzen soll.« Auch bei ihm findet sich die Empfehlung: auf eine gute Verdauung ist zu achten.

Palliativmaßnahmen

Palliativmaßnahmen sind Eingriffe in den kranken Organismus, die nicht der Heilung, wohl aber der Schmerzlinderung und der Lebensverlängerung dienen. Ein Beispiel: Eine operativ nicht mehr zu entfernende Geschwulst verengt die Speiseröhre so sehr, daß der Patient kaum mehr schlucken kann. Der Chirurg bildet nun mit Hilfe einer Darmschlinge eine Ersatzspeiseröhre und ermöglicht es damit dem Kranken, normal zu essen und zu trinken. Das Wachstum der Geschwulst kann durch Bestrahlung gehemmt werden.
In anderen Fällen pflanzen die Ärzte in den Körper kleine Elektrogeneratoren ein, welche die Weiterleitung der Schmerzen vom erkrankten Organ zum Gehirn unterbrechen: in Wirklichkeit registrieren wir nämlich unsere Schmerzen im Gehirn. Aus dem gleichen Grund kann die operative Durchtrennung von Nerven in Frage kommen, die Schmerzen weiterzuleiten.

Psychologische Hilfen

Eine der erschütterndsten Beobachtungen in seinem Leben sei, schrieb der Dichter Christian Morgenstern, daß Schmerzen den Menschen nicht größer, sondern kleiner machen. Gewiß, nicht nur in heroischen Romanen, gelegentlich auch in der alltäglichen Wirklichkeit kommt es

vor, daß ein Individuum über sich und sein Leid hinauswächst.
Was Ärzte »noch lebenswerte Monate und Jahre« nennen, wenn sie von der Endphase eines Krebskranken sprechen, ist rührender Trost. Der Patient hängt zwischen Hoffen und Bangen, ist skeptisch und mißtrauisch. Sagt ein Bekannter: »In drei Jahren werde ich . . .«, denkt sich der Krebskranke: »Ob ich dann noch leben werde?«
Er kümmert sich wenig darum, was sein lieber Bekannter in drei Jahren zu tun vorhat.
Es ist landläufiges Wissen, daß der Geist den Körper beherrschen kann. Wir denken dabei nicht nur an Fakire. Wir denken ebensogut an den in Meditation, in Yoga, in der Oberstufe des Autogenen Trainings Geschulten. Wir denken aber auch an den Menschen, der Selbsthypnose erlernt hat.
Ein Beispiel: Frau X. erfährt, daß ihr Mann kurz vor dem geschäftlichen Ruin steht, und dies alles wegen einer Geliebten, von der sie bis zum heutigen Tag nichts geahnt hat. In diesem Zustand wird Frau X. ziemlich schwer Selbsthypnose erlernen, die ihr aber zu tiefem, gesundem Schlaf verhelfen könnte, würde sie die Technik bereits beherrschen. Ein Fakir kann sich in den Zustand der Versenkung versetzen, selbst wenn Sie ihm eröffnen, daß in zehn Minuten die Welt untergehen wird. Und Astronauten, die in Selbsthypnose trainiert worden sind, schlafen auf Befehl der Bodenstation selbst bei Gefahr.
Der deutsche Arzt, der in einem Paddelboot allein den Atlantik überquerte und sich mit Hilfe einer Art Selbsthypnose über die Runden brachte, hatte die Technik des Abschaltens und Aufladens der seelischen Akkumulatoren vorher gelernt und nicht erst in den Stürmen des Meeres. Oder können Sie sich vorstellen, daß ein Mensch, der unter Streß steht, damit spielend fertig wird und noch einen

Schritt weiter gehen kann, nämlich auch noch die Ruhe und Gelassenheit des Entspannten erreicht?
In den USA erlernen Tausende von Schwer- und Schwerstkranken unter Anleitung von Hypnotiseuren Selbsthypnose im Schnellverfahren, um die schlimmsten Stunden und Tage in gleichgültiger Schwerelosigkeit zu verbringen. Im übrigen, in den USA sind allein 11 000 Zahnärzte in Hypnose ausgebildet.
Im Gegensatz zu Ländern auch des sozialistischen Blokkes sind Hypnose und Selbsthypnose bei uns noch wenig bekannt und noch weniger gebräuchlich.
Die Feststellung, daß wir leider alle schließlich einmal sterben müssen, ist banal. Doch wer rechtzeitig die Kunst der Selbstentspannung erlernt hat, besitzt für die schweren und schwersten Stunden seines Lebens eine Waffe von unschätzbarem Wert. So wie man im Schlaf Leiden und Schmerzen nicht merkt, so kann man mit Methoden der Selbsthypnose und des Autogenen Trainings unempfindlicher dagegen werden. Und schließlich wissen wir von Dr. Simontons Erfahrungen her (siehe Kapitel »Krebspsyche«), welche enormen Kräfte der Überlebenswille mobilisieren kann.*

*Über den Nutzen der Selbsthypnose gegen Schmerzen (körperliche wie seelische) und gegen krebsfördernde Streßsituationen orientiert Sie mein Buch »Selbsthilfe durch Selbsthypnose«, Econ-Verlag.

Alfred Bierach

Selbsthilfe durch Selbsthypnose

Ein ECON-Ratgeber

128 Seiten, Pappband

Die neue Methode zur Selbsthilfe bei Übergewicht, Schlafstörungen, Angstzuständen usw.

»Die Selbsthypnose gewinnt auch bei Ärzten an Bedeutung. Astronauten, Spitzensportler und Künstler bedienen sich bereits dieser Methode, um mehr leisten zu können. Die vielen Beispiele aus der Praxis in diesem Buch zeigen, was alles dadurch erreicht werden kann, daß man sich selbst umprogrammiert.«
Westfälische Rundschau

Alfred Bierach

Schlank im Schlaf durch vertiefte Entspannung

Die SIS-Methode

148 Seiten, Tabellen, Pappband

»Schlank werden – schlank bleiben – ein Schlagwort unserer Zeit. Der Autor weist in seinem Buch den Weg zur gesunden Gewichtsabnahme durch ein neues wissenschaftlich abgesichertes Prinzip, das völlig ungefährlich ist, vorausgesetzt, die Anweisungen werden genau befolgt.«
Madame

Schluß mit Schlafstörungen

Ein Econ-Ratgeber

160 Seiten, Pappband

»Schlaflosigkeit – eine Krankheit dieser Zeit – kann böse Folgen haben. Dr. Bierach zeigt an Beispielen, wie man auch ohne Tabletten in den Schlaf kommt.«
Fernsehwoche

Heinz Sponsel

Die Ärzte der Großen

Beethoven, Bismarck, Churchill, Freud, van Gogh, Hemingway, Hitler, J. F. Kennedy, Lenin, Napoleon, Evita Perón, Pius XII

304 Seiten, gebunden

»Politik, Gesellschaft, Medizin, Klatsch – Heinz Sponsel verbindet alle Aspekte zu einem authentischen Report, der den Leser fesselt.«
Hamburger Abendblatt

»Man liest die einzelnen Kapitel dieses Buches mit gleichbleibender Spannung und gewinnt manche neue Erkenntnis über Macht und Ohnmacht der Ärzte am Krankenbett bekannter Persönlichkeiten.«
Bayerischer Rundfunk

Ernst Bäumler

Das maßlose Molekül

Bilanz der internationalen Krebsforschung

356 Seiten, 50 Abbildungen, davon 17 farbig, gebunden

»Er hat es verstanden, die hochkomplizierte Materie in einem so, fast möchte man sagen, spannenden Stil vorzutragen, daß gerade der interessierte Laie, also möglicherweise der Patient, dem Buch bis zur letzten Seite interessiert folgt.«
Medical Tribune

»Zweierlei ist an dem Buch bewunderungswürdig . . . die Geduld und die Sorgfalt, mit denen hier unzählige Faktoren zusammengetragen worden sind; zudem die Beschlagenheit, die es dem Autor ermöglicht hat, diese Fülle von Tatsachen und Einzelergebnissen der Krebsforschung einander zu einem plastischen Bild scheinbarer oder auch wirklicher Folgerichtigkeit zuzuordnen.«
Frankfurter Rundschau

»Die gerade für den Laien unübersehbare Entwicklung der Krebsforschung hat Ernst Bäumler in einer umfassenden Bilanz der internationalen Krebsforschung dargestellt.«
Deutsche Gesundheitskorrespondenz